50+30
パーキンソン病の謎

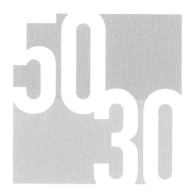

岡田芳子

発症から**50**年

舟波真美
（秋吉真実）

診断から**30**年

アルタ出版

パーキンソン病の謎解き

　パーキンソン病の症状と思われる異常に気づいてから 50 年が経ち、進行期も過ぎて晩期に入ったと実感しているこの頃です。いろいろな本がありますが、この晩期について書かれた本はほとんど見当たりません。同じような毎日で目新しいこともないからでしょうか？　体力・気力ともに衰えて書くことも人に伝えることもあきらめてしまうのでしょうか？

　私は今ならギリギリ何とか書けそうな気がしています。医学に関わった者としての観点で書いて、医療関係者にも読んでもらえれば、少し別の見方から治療に結びつく何かがあるかもしれないと思っています。

　本の出版を目指していた今年の1月、グループ会話の中で「3月に本を出すつもり」と話したところしばらくして真美さんから「実は私も本を出すつもりなの」との LINE が届きました。

　何というグッドタイミング

　以前から真美さんの文章が好きでした。発表会のプログラム、リラの会の会報などの中にお気に入りがいっぱいありました。

発病から５０年の私と、診断から３０年の真美さんで、「50＋30」のタイトルがすぐに決まりました。同じ病気でありながら症状に対する見方や考え方が違うと思えば、打ち合わせてもいないのにほとんど同じことを書くのはうれしい驚きでした。２人の文を１冊の本にまとめることで、「パーキンソン病の謎」の部分が見えてくるようです。

岡田芳子

　私の文中にたまに出てくる専門用語もしくはパーキンソン病に関する言葉で意味が分からないものがありましたら、ぜひ芳子さんの文中から答えを見つけてください。きっと見つかります。私は芳子さんの文を見て、自分のページからほとんどの注を削除しました(笑)。そのくらい芳子さんの文は正確で行き届いていると思います。いろいろな意味で勉強させていただきました。

　この本が、皆さまのパーキンソン病の謎解きの一助になれば幸いです。

舟波真美

もくじ

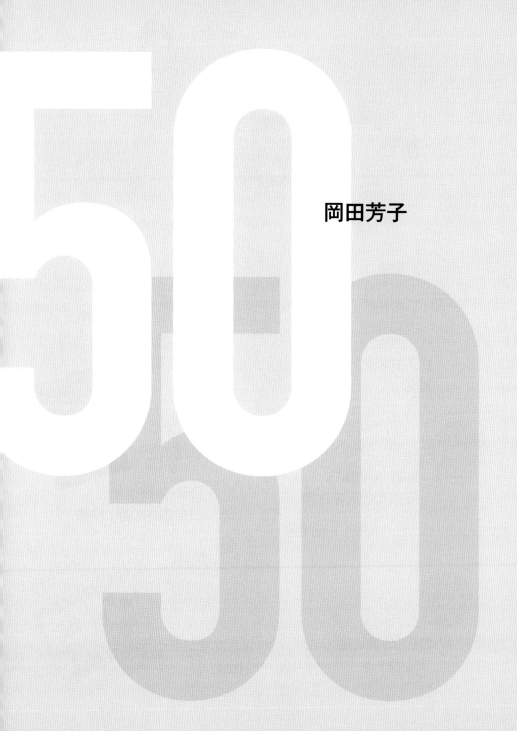

岡田芳子

岡田芳子
パーキンソン病
50年間

手の震えに気づく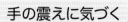

結婚

3人の子育てと
皮膚科の研修診療

1974年
24歳

1984年

渡米

レボドバ
内服開始

ジスキネジア
出現

1986年

帰国

皮膚科医として
非常勤で勤務

1998年

毎週飛行機で
東京と金沢を往復

APPLEを開設

2004年

DBS体験記集
「自由への扉」編集

2005年

DBSの満足度の
アンケート

2010年

「オンオフのある暮らし」
出版

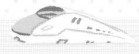

2015年

北陸新幹線で東京と金沢往復

♪弥生会♪

外国旅行、国内旅行
お菓子作り
ポールウォーキングなど
すくみ、転倒増加

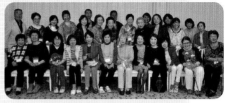

（年に1回、20年間継続）

2015年

第1回
JPC実行委員

2017年

第2回JPC大会長

2018年

皮膚科勤務医を
退職

　歩行器
　使用開始

2022年

東京での生活が
主になる

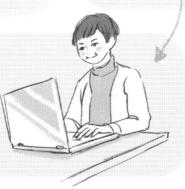

**2024年
現在**

インターネットを
最大限に活用中！

プロローグ

　パーキンソン病をJames Parkinsonが1817年に見つけてから今年で200年以上が経った。その間に原因の探求、症状についての研究、予防、治療などいろいろな研究が進み、以前には「10年で寝たきりになる」といわれたパーキンソン病も現在ではほとんどが平均寿命を全うできるくらいに長く生きられるようになったといわれる。しかし完治する方法は未だなく、進行を抑える方法さえもまだ確立されてはいない。

　近年いろんな種類のパーキンソン病治療薬が発売され使用されている。その他にも器具(Device)の助けを借りて治療するDAT：Device Aided Therapy としてのレボドパ / カルビドパ配合経腸用液療法 (LCIG *1：Levodopa-Carbidopa Intestinal Gel) や DBS:Deep Brain Stimulation を適用する人が増えてきた。しかし、これらの方法も永久に効果が持続するものとはいえない。一方で原因を直接治す方法として iPS 細胞移植や遺伝子治療も視野に入れて考えられるようになりつつあるが、一般の患者がこれらの治療の恩恵にあずかるにはまだ 10 年近くかかるであろう。

　一方老人の増加と共にパーキンソン病患者も増加の一途にあり、このままでは老齢でしかも進行した状態の患者が社会にたまってくることが考えられる。その結果医療費の増加、介護の

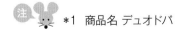

注　*1　商品名 デュオドパ

問題などが起こってくるのは避けられない。

　新しい治療法や薬剤の開発は進んでいるが、それらは主に初期〜中期の患者に使われるものであり、老齢の患者さん、しかもすでに進行期にある患者さんにはなかなか使えないものだったり、意味のないものである可能性がある。

　進行期を過ぎた後期（晩期）パーキンソン病患者の在り方が社会的問題になってくる。私たちは戦後のベビーブームより上の年齢層なので介護の手が足りなくなる。

　自分で自分のことができるくらいの QOL は保ちたいと思う。

　現在の日本では晩期パーキンソン病患者の QOL についてそれほど真剣に考えられてはいないように思う。今の世の中は誰かが何とかしてくれるだろうという時代ではない。自分で考え、情報を集め、行動しなければいけない時代になってきている。

　そんなこんなで私は人生の大半をパーキンソン病と共に生きてきた。神様が「貴女ならなんとかできるだろう」との思いで私に与えた試練なのだと思い、誰を恨むわけではなく、病気と闘うのではなく共に生きることを目指して生きてきた。しかし、齢70 を超え、病歴 50 年になると老化とパーキンソン病が二重に襲ってくる感じである。

　コロナ禍もあってその間に私のパーキンソン病は確実に進み、これまで介護保険で要支援 1 と判定されていたが、2022年初めには「要介護2」となった。

つまり、日常生活のある程度の部分にほかの人の手助けが必要な状態になった。

　できるだけ自力で生きたいとは思うけれど。

　私が発病したのは 24 歳医学部の卒業試験の時（後から思い出すとそうなるのだが）、試験問題の答えはもう頭の中にあるのに手が動かない。はじめてのことでどうしようもなく、トイレ休憩を申し出て気分を落ち着かせ、その後試験場へ戻り、答えを書くことができて卒業試験は無事に通過した。そして卒業式の数日前 1974 年 3 月 21 日春分の日に結婚式を挙げた。

　そのときから数えて 50 年、金婚式を迎えた。パーキンソン病と共に歩いた日々のなかで思ったことを書き綴った

新型コロナウィルス感染症の影響

コロナ禍の2020年

新型コロナウィルス感染症（以下コロナ）が中国の武漢で見つかってから1年が経とうとしている。その間ウィルスは形を変えながら地球上の多くの国にはびこり、猛威を振るうようになってきた。第1波のピークは緊急事態宣言の発令で何とか抑えられたような感じだったが、第2波はさらに患者を増やし、収束しないままに第3波が来てしまった。さらに外国で見つかった変異株がいつの間にか日本にも入ってきて感染力を強めている。2021年2月末頃には日本でもワクチンが使えるようになるらしい。パーキンソン病患者は高齢者の枠で、または持病のある人の枠で早くにワクチン接種がなされるであろう。

　コロナにとってパーキンソン病は持病として扱われるべきなのであろうか？　コロナについていうと、持病とは糖尿病、心臓病、呼吸器疾患などコロナにかかると重症化しやすい、またはする可能性のある病気をさす。パーキンソン病の合併症として心疾患や呼吸器疾患をもっている人は別として、パーキンソン病だけでは特にコロナにかかりやすいとはいえないと思う。ただし、手先が思うように動かず手指の消毒殺菌が不十分になる恐れはある。

コロナの症状として早くに注目された嗅覚障害、味覚障害。これはいってみればパーキンソン病の症状として比較的高齢発症の人によく見られ、認知症の危険因子の一つであるという。多分脳の中で味覚、嗅覚をつかさどる神経が複雑に関係しているのであろう。パーキンソン病の患者でコロナにかかった人というのは報道を見る限りでは報告されていない。一方、コロナにかかって治療を受けて回復した患者で後遺症としてパーキンソン病になったという報告が数例ある。このあたりにコロナとパーキンソン病のつながりが何かあるかもしれない。

　もうひとつ忘れてならないのが直接ではないが、コロナ禍の社会がパーキンソン病患者に与える影響がある。まず、外出規制によって外出ができなくなる。「密」を避けることからも友だちや同病の人たちとの交流ができない。外出ができなくなると気分転換の機会が減る。同時に運動不足になる。スマホを使いこなせない老齢のパーキンソン病患者が多く、YouTubeなどのインターネットを通じての情報が手に入らない。さらに通所リハビリや訪問リハビリが一部で制限され運動不足になり、外部との交流が少なくなると、どうしても内にこもらざるを得なくなり、ただでさえうつになりやすいパーキンソン病患者は気持ちも暗くなり、活力低下になりやすい。その結果フレイル*1や認知症に近い状態になる。このように「負のスパイラル」に陥ってしまうと自分ひとりの力で抜け出すことが難しくなる。そんなとき友だちや

 注　*1　虚弱という意味の fraility からできた言葉。　健康と要介護状態の中間にある

家族が力を貸してくれて何か楽しいことを一緒にやったりして気分転換ができるとありがたい。

コロナ禍の2020年1年間で私に起きた変化

1. 3月頃まではこれまで通り週2回の通所リハ（半日）、週末は東京へ移動

2. 3月の緊急事態宣言と共に東京へ行けなくなり、石川の家でオンラインでのPDフィットネス[*1]や患者仲間とのZOOMリハなどを始めた

3. 夏頃から通所リハを週3回に増やした。2回は介護保険適用（要支援2）。1回は自費
   歩行能力の衰え、すくみによる転倒の増加で横断歩道を渡るのも怖くなり、外出を自分でも控えるようになってきた

4. 外出時の歩行器（キャリースルーン[*2]）をコンパル[*3]（抑速ブレーキ付き歩行車）に代えた

5. 買い物について
   - ネットスーパー[*4]やインターネットの宅配を利用。
   - 近くのドラッグストアへ週に1－2回、ちょっとした食料品なら手に入る
   - 現金はほとんど使わない生活になった。かなり買い物をしても1人分だけなら年金でもまあまあの生活が送れることが分かった

注 *1 パーキンソン病に特化した運動療法
*2 外出用歩行器のひとつ。p25 参照
*3 抑速ブレーキ付き歩行器 p26 参照
*4 インターネット上でのスーパーマーケット、生鮮食品店

6. 家でリハビリができるように考え工夫してみた

- ダイニングテーブルを利用して卓球をやってみる、簡易ネットとラケットを通販で購入。球が遠くまで転がるのを防ぐための段ボールも購入。8畳くらいの広さの部屋がちょっとした卓球室になった。しかし相手をしてくれる人がいないので長続きしなかった
- YouTube [1]を使って家の中で Walking
- ステップエクササイズ [2]
- マスク作り、お手玉作りなど（作業療法）

何でもやってみると意外にできるものだと分かった

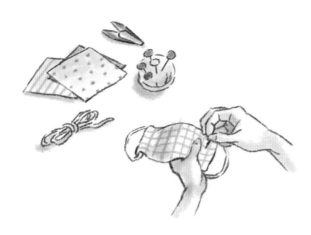

 注　*1　インターネット上の動画を集めたサイト
　　　*2　階段昇降の運動

"歩く"を考える

パーキンソン病は歩けなくなる病気

　パーキンソン病は徐々に歩けなくなる病気だと痛感している。歩けなくなる原因はいくつもあると思うが、すくみ足（オン時[*1]の）とバランス障害ではないだろうか？　バランス障害による転倒、それに対する恐怖、心理的な動揺、が基にある。それと薬の効きが不確実になることも原因。薬がきちんと効けば比較的歩きやすいが、病歴が長くなるにつれ、オフ時[*2]には足が出ず、オン時には効きすぎてジスキネジア[*3]が出やすく、また歩きにくい。薬が効いていない時の歩きにくさと効きすぎの時の歩きにくさ、これが日に何回も起こり、それぞれに対応した歩き方をしなければいけない。このことはパーキンソン病でない人には分かってもらえない。パーキンソン病でない人の歩行障害のリハビリは状態が一定なのでそれに対しての運動や機能回復訓練をすれば良い。しかしパーキンソン病ではオン、オフによる違いやいつでも動ける体ではないことなどのために必要とされるリハビリや訓練も多彩になり、他の患者さんに相談しても解決策を見つけ

二重人格はパーキンソン病患者の常（つね）。薬の性かも？

注
*1 薬が効いた状態の時
*2 薬が効いていない時
*3 自分の意志とは無関係に身体が勝手に動いてしまう。不随意運動

出すのは困難なことが多い。

フットケア

　神経内科での診察時、　体の動きや姿勢などについては診て
もらうが、靴を脱いで足の形や足の動きを診てもらうことはまず
ない。私自身が皮膚科医として、精神科の患者さんを診察して
いた時に、向精神薬の副作用と思われる薬剤性パーキンソニズ
ム*1の人が多く、その人たちの足にいろいろな変化があること
に気づいた。前傾姿勢のために足の前半分に力が加わりやすく
タコやウオノメができ、皮膚の肥厚もみられる。足の趾の間が
十分に開きにくく、十分きれいに洗えないために水虫も多いよう
である。足の爪の変形も見られる。

　足の変形は身体のバランスを取るのにも関係し、また歩行に
も関係するので、神経内科医や理学療法士も患者の足をきちん
と診察してほしい。足の変形や足の痛みがあるときの歩行やバ
ランスの保持の対応についてアドバイスがもらえると嬉しい。

　歩行を考えるうえで足の趾の動き、足首の柔軟性や協調性が
大事ということを今更ながらに痛感させられている。ずっと以前
に足首を手で回す動きをしたとき、教科書に書かれている通り
「歯車様」にガクガクとした動きでこれがパーキンソン病なのだ
と妙に納得してしまった。病気だから仕方ないのだと思って足首
の柔軟運動をやらなかった。　もしもっと早い時期から足首の柔
軟運動をやっていたら、歩き方やバランスももっと良くなってい

注　*1 薬の副作用の一つとしてパーキンソン病によく似た症状が現れることがある

たかもしれない。反省！！

長く歩き続けるために

自分として満足できる生活を送るために「歩くこと」は大きな要素である。自由に歩くことができなくなって初めて歩けることの有り難さが分かる。数年前までは一人で歩けていた。ところが、転ぶことが多くなり、またすくみ足もひどくなって、歩くということに恐怖を感じるようになってきた。そうなると外出を控えるようになり、脚の筋肉が衰え、同時に物事に対する意欲がなくなり、外に出なくなり、世間との交流がなくなり、悪循環に陥ってしまう。

そうならないためにどうしたらいいか、ずっと歩き続けるためにどうしたらいいのか、このことが私の頭の中で大きな部分を占めている。

私にとって永遠の課題である。

私にとっての一番の難問＝すくみ足と老化

ちょっとした原因で足が一瞬止まるとそれをきっかけに体のバランスがくずれ、そして突進、転倒へとつながっていく。足が急に止まるのがすくみの一つの症状だというのは経験したことのある人にしか分からないかもしれない。私の場合は周囲に対する過敏な反応が原因になっているような気がする。

老化しないようにといっても難しい。足腰が弱るというけれど、私の場合は膝の痛みから始まった。膝をかばって腰が痛くなり、姿勢が悪くなり、転びやすくなっていった。日頃から、ストレッ

チ、スクワット、片足立ちを心がけることが大事だと思う。

歩行の変化

　歩行器を使うようになって行動範囲は以前よりかなり狭くなった。歩行器（歩行補助車）はあくまでも補助であり、以前のような速度で歩くことはできなくなった。ウォーキングポール[*1]を使っていた頃はある程度の速さで歩けたが徐々にスピードが遅くなり、歩幅も狭くなってきた。

　歩行器はすくみ防止の助けにはならない。むしろすくみを助長するという説もある。ウォーキングポールではすくんだ後に続く転倒には効果はなく、歩行器で転倒をやや防げるかというくらいである。

　すくんで足が止まったためにバランスを崩し、前または横へ転倒する。もしくは次の一歩が出にくくなって、チョコチョコ歩きになる。しかもその時は歩行器だけが前進し、足はついて行かない。歩行器のブレーキをかけようとしても前傾姿勢になっているので余計に突進になる。最近では突進して物にぶつかるのを防ぐため（転ぶ前に）自分から膝をつくようになった（転んだのと同じことかもしれないが）。

　両膝にバレーボール用のサポーターをしているので膝をついても痛くはないし怪我をすることもなくなった。しかし、道で膝をつくと何人もの人が寄ってきて一様に「大丈夫ですか?」と言う。大丈夫ではなくても「大丈夫」というしかない。

　両膝にサポーターをしていると膝が怠ける?　というか自分

注 *1 両手にもって歩行するためのポール。　姿勢よく歩行ができる

で力を入れなくなるような気がして、サポーターを使うのを止めた。サポーターの下に汗をかくので頻繁に洗わなければならない。するとゴムが段々緩くなってくる。

　そして何足も買うとかなりの出費になる。それでクッションの代わりに小さいタオルハンカチをパンツの膝のところに裏側から縫い付けた（詳しくは p51）。

歩き方

　歩くことは動作の基本である。きれいに歩きたいという願いをずっと持ち続け自分なりに努力をしてはいるが、実現にはまだまだ遠い。

　自分の歩き方を分析をしてみると、

1.　姿勢
　　前傾姿勢になりやすい。猫背、下向きの首、身体が左右どちらかに傾いている

2.　歩き方
　　歩幅が狭い、歩行スピードが遅い、手が振れていない、リズムがバラバラ、後ろ向きの歩行ができない

3.　バランスの乱れがある
　　重心移動の問題があり転倒につながる

4.　足の運びの問題
　　踵から地面に着いて、足の趾で地面を蹴って前に進むという動きが滑らかにできない

5. 靴

   ハイヒールがはけない、足先にタコができやすい、スニーカーか踵のぺったんこの靴を履くしかない

6. 走ることができない

   もし走ったとしても足がついて行かず、前のめりになって転んでしまう

7. 片足立ちができない

   ずっと以前からせいぜい3秒くらいしかできない。物につかまればもう少し長くはできるが、誤差の範囲程度か?

8. 周囲への反応

   緊張、不安、驚きなどの心の動きが歩行に影響する。自分の足を意識するときぎこちない歩き方になる。他人の目線が緊張の原因となる。歩くときにリラックスできず、絶えず緊張して肩に力が入っているように感じる

9. 「ながら歩き」ができない

   2つ以上のことが同時にできない(パーキンソン病の特徴のひとつである)

10. 疲れやすい

   膝や足腰への負担を少なくする方法と足腰を鍛えることが大事

歩行補助具

　歩行器にはいろんな種類のものがある。介護保険でレンタルできるものがあるので、いろいろ試してみて自分に合った使い勝手の良いものを見つけるとよい。

● 私の使っている歩行器

1. 外出用 ― キャリースルーン

　ほとんど毎週東京と金沢を新幹線で往復している身としては離せない。

- 小さく折りたたむことができる
- 軽くて（3.9kg）自分で持ち上げることが可能
- 車体の幅が狭いので（426mm）新幹線の通路でも使える
- 折りたたむと（310 mm）新幹線の座席最後部と壁の間に置くことができる。またタクシーの後部座席の前に置くことも可能
- 歩行器のシートを倒すと座ることもできる
- ポケットがシートの前後にあるので荷物が入れられる
- シートの上にリュックやバックを乗せて運ぶことができる
- ハンドルの高さを調節できる

　パーキンソン病患者の場合歩行器のハンドルを普通の高さにしていると前かがみになり突進しやすい。できるだけ上体が真っすぐになるように高さを調節するほうがいい

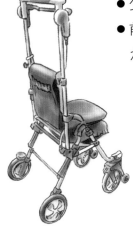

- 少しの段差（3 cm以下）なら乗り越えられる
- 前輪が左右に振られないようにロックすることができるので直進しやすい

　一人ひとり使う場面が違うと思うので、自分に合ったものを探すとよい。

　このタイプの歩行器は随分利用させてもらい、いろいろなところへ出かけたが、すく

み足がひどくなってきて、足が止まると歩行器だけが先に行ってしまい、足がついて行かず膝をつくことが増えてきたので、抑速ブレーキ付きの歩行補助車に変えた。

2. 抑速ブレーキ付き歩行器＝ハンディウォーク

　歩行器の速度に足が追いつかない場合に、速度を抑えるブレーキが自動で働くようなしくみ（コンパル）が後輪に組み込まれている。速度を3段階に調節できる。

　パーキンソン病患者に向いているといわれるが本体がかなり重い。

　パーキンソン病患者はオンの時とオフの時では歩く速度も違うし、足の運び、身体の柔軟性なども違う。その時々の違いにうまく対応してくれる歩行器があるといいのに・・・。

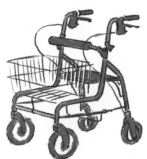

3. 買い物用＝セーフティロレータキャリー

- 荷物を運ぶのが目的の歩行補助車
- 前輪が大きく360度回転可能
- ハンドルの高さの調節可能
- パーキング用のストッパーあり
- スーパーの買い物かごがすっぽりと入る
- 車体の重量は7kg
- かごを外せば本体は折りたたみ可能なので一応自動車に乗せることもできる

4. 室内用＝トラストケアウォーカー「レッツゴー」

　両手に物を持って運ぼうとするとすくむことが多い。しかもそれができたての熱いラーメンの入ったどんぶりだったりすると、すくみ＝＞転倒＝＞やけど、　となる。これはパーキンソン病に特有の症状で、2つのことが同時にできない、注意の分散ができないことによる。室内でちょっとしたものを運ぶのに便利な歩行補助車である。

- トレイとバスケット付き
- ハンドルの高さの調節が可能
- ブレーキとパーキングストッパーあり

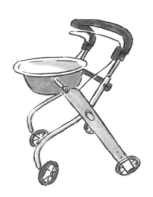

　家の中では専らこれを使用、前輪の動きがスムースで、スタイルもおしゃれで気に入っている。

● 歩行器を使うときの注意

- 雨の日に傘は使わない・・・フード付きの合羽または撥水性帽子とコートにする
- 前傾姿勢にならないようにハンドルの高さを調節する
- 路面の状態に注意すること（道の凸凹、路面の傾斜、滑りやすさ、点字ブロックなど）
- 歩くときには　"踵から大股で"　を意識する
- エスカレーターは使わない方がよい、エレベーターを使おう

　ケアマネージャーや販売者はパーキンソン病患者と普通の老人の違いを知らないことが多いので、自分で試してみて、自分

に合った使い勝手の良いものを選ぶようにしよう。

　患者は前傾姿勢になりやすく、突進傾向があることを頭に入れておこう。

　いつも同じように動けるとは限らない。

　細かい操作が苦手。

　身体が硬く、バランスを崩すと直ぐに元に戻せない。

歩行の際の介助

　歩行器を使うほうが歩きにくいと最近は思う。歩行器を使ってもかなり歩けた頃もあった。しかしすくみが出てくるにつれて歩行器も使いにくくなり、特に薬が十分に効いていない時には曲がり角や横断歩道や点字ブロックなどですくみやすい。そんな時、ずっと以前（7、8年前?）に友だちと腕を組んで二人三脚の要領で歩調を合わせて歩くと歩きやすかったのを思い出した。

　この要領で歩くようになってから、片道20分（往復40分くらい）（途中に休憩はあるが）歩けるようになった。もちろん、薬がちょうどいいくらいに効いていてくれるという条件付きではあるが・・・。そして同じ要領で50mの距離を約50秒で歩けるようになった。

　途中に何か気にかかることがあったり、人に出会ったりすると足が止まるのはまだ治らない。人の交差するところや狭いところを人の流れに沿って歩くというのにはまだまだである。でも、練習を繰り返すうちにもう少しうまくなるかもしれないという希望はある。

　将来的には腕を組まなくても一人で歩けるのが理想ではあるが・・・。

オン時のすくみの実際例

　パーキンソン病のすくみにはオフの時のすくみとオンの時のすくみの2種類がある。

　オフの時のすくみは薬を少し増やしてオフをなくするようにすればいい。それに対してオンの時のすくみは病気が進行してから現れることが多く、薬で対応するのは難しく心理的なものとの関連もあるようで、経験したことのない人にはなかなか理解してもらえない。

- 横を歩く相棒が話しかける
- 前を歩く人の持つキャリーの動きが私の歩くペースと合わず、気にかかる
- 足が止まりそうになる私のバランスが気になるようで相棒が腕をひっぱる
- 相棒が私の前を歩く（人ごみの中や階段の昇り降りの時）。そして時々こちらを気にして立ち止まったり振り返ったりする。これがやたら気になる。振り返らずにずっと同じペースで歩いてくれた方がいいのに
- 前を行く人や近くを歩いている人の突然の方向転換やペースの変化に身体が反応してしまう
- 横断歩道の青信号の点滅。十分に余裕をもって横断歩道を渡り始めても、時間が足りずに渡り切れないことがある。信号を見たときに点滅になっているとどうしても急がなきゃと勝手に思って焦ってしまい、足が進まなくなってしまう
- 前を歩いている人が急に私の前を横切る。子供が走る。これらはどうしようもないことなのだけれどやたら気になる。途端に

バタバタ歩きになる

- 突然の大きな声や音、携帯電話の呼び出し音などにびっくりすると足が止まる。こんなことでいちいち驚いていては前へ進めない

- 向こうから知人によく似た人が来る。知人に似ていると思っただけで身体が緊張する。本当は違う人のことが多い

- 親切な人が道をよけてくれて「どうぞ」。その後私が通り過ぎるのをじっと見つめている。この「どうぞ」に弱い。早く通らないと悪いと思ってしまう。いっそ知らんぷりをしていてくれたほうがいい？

- 私の歩き方をじっと見つめ、過ぎてからも振り返る子供。子供にもちろん悪気はないのだろうが、気にかかる。それと、年配の女の人が私を見つめる目。これも悪気があってのことではなく、むしろ同情心や手伝ってあげようかという気持ちなのだとは思うが・・・

- 工事中の建物の近くで交通整理に当たっている作業員。「急がなくてもいいですよ」「ゆっくりどうぞ」と気を使ってくださるのは分かるけれどその言葉に焦ってしまう

ジスキネジア

50

ジスキネジアをすぐに止める秘策はない

　神経内科関連の学会に参加していた時、思いがけずひどいジスキネジアが出てしまった。まずい、早く治まってほしいという焦り、どうしたらいいの？　場所的な緊張もあってなかなか治まらない。学会会場なので周囲はほとんどが神経内科医で中には顔見知りの医師もいて「どうした？」と声をかけてくれるけど、ジスキネジアを止める秘策を教えてくれた医師はいなかった。

　後で私の主治医に聞いたところでは、「ジスキネジアがとてもひどいときには注射薬でジスキネジアを抑えることもあるが人によって効き方が違うので使うのが難しい」とのことだった。結局シンメトレルまたはデパスの内服か、やっぱりDBSだろうという意見であった。つまり、ジスキネジアが出ないように注意しながら薬を飲むことが大事なのだ。ジスキネジアは不安や緊張などによってひどくなり、早く止めようとすればするほどひどくなる。

　ブルーのサングラスがジスキネジアに効果があるという話があった。ある支部で試してみたら、ブルーのサングラスをかけた途端にそれまで出ていたジスキネジアが治まったとか。早速私も100円均一で買って試してみたけれど効果なし。しかし、別の友

人はブルーのサングラスをかけると明らかにジスキネジアが改善
した。そのメカニズムは不明だし、どういう人に効きやすいかも
不明である。ただジスキネジアはレボドパ[*1]の血中濃度が低く
なれば収まるのが普通なので時間が来るまで焦らず、心穏やか
にリラックスして待つこと。時間が経てば消える。

ジスキネジアは辛い

コーヒーはジスキネジアを抑えるか？　カフェインにはパーキ
ンソン病の発症を抑制する効果があるという報告がある。私は
病気の初期から、コーヒーを飲むとレボドパの効きが悪いことに
気づき、以後ずっとコーヒーを飲まないようにしてきた。それか
ら考えて、もしかしたらコーヒーでジスキネジアが軽減される可
能性があるのでは？　と思い、ジスキネジアが出たときに缶コー
ヒーを飲んでみた。何となくジスキネジアが軽くなったような感
じがした。しかし、次の時にはうまくいかず。やはり、そんなに
簡単にジスキネジアが治まるものではない。

ジスキネジアが出ている時は身体がクネクネと動くので、筋肉
が柔らかくなっているかというと決してそうではない。身体が自
分の意に反して勝手に動くというだけで、筋肉はむしろこわばっ
ているし、しなやかさは全くない。身体全体のバランスも悪く
なっているので、転倒しやすい。病歴が長くなってくるとジスキ
ネジアの方が辛く、耐え難い。歩くのが怖くなる。薬がちょうど

注　*1　ドパミンの前駆体。　パーキンソン病は脳内のドパミンの不足によって
　　　　おきるが、ドパミンは血液・脳関門を通過できないためドパミンの前
　　　　駆体を用いる

すくんだら薬を減らしてみるのもひとつの手

良い具合に効いている時間が短くなり、その調節も難しくなる。

ジスキネジア対策

　　最近はジスキネジアのひどい人を見かけることが少なくなったように思う。アゴニスト*1やその他の薬がいろいろ出てきて、それらを組み合わせて使うようになったためだろう。ジスキネジアの出方には、peak-dose(レボドパの血中濃度がピークになったときに出る)ジスキネジアとbiphagic(血中濃度が上がっていくときと下がっていくときに出る)ジスキネジアがある。後者の方が対応が難しいといわれる。

　次の薬を飲む時間が早すぎると、前の薬の残りに次の薬の効果が加わり、ジスキネジアが出ることがある。また空腹でレボドパを飲むと十二指腸上部での吸収が速く行われるためにジスキネジアが出やすい。

　レボドパの血中濃度のカーブを考えたとき、急な山と谷を繰り返すよりも、なだらかな山を続けた方がジスキネジアは出にくい。なだらかな山にするには、

● レボドパを食後に飲むようにする。
● 1回の量を少なくし、飲む回数を増やす。
● COMT阻害薬*2を併用する。

　　MAO-B阻害薬やアゴニストは血中濃度の変化をなだらかにはせず、むしろジスキネジアが出やすくなる。一方、COMT阻

*1　ドパミンアゴニスト。 ドパミンの代わりに受容体に結合し刺激する
　　ドパミン刺激の底上げ効果がある
*2　レボドパの効果を持続させるのに用いる。 コムタン、オンジェンティス

治療の基本はエルドーパ

害薬はジスキネジアを出さずにオン時間を長くし、オフの症状を軽くするといわれる。

　食後にレボドパを飲むとゆっくりと効いてくるので、その分を見越して少し早目に飲むことを心がける。一般の薬（パーキンソン病治療薬以外）では食後30分経ってから飲むようにという指示があったりするが、パーキンソン病治療薬特にレボドパについてはそのように時間を空けて飲む必要はない。時には食事中に飲むことも可能であり、またレボドパの1回の内服量を食前と食後に分けて飲むこともできる。何をどれくらい食べたらどのように薬の効きが変わるかという経験を積んで自分に合った飲み方を身につける。

　いつも少しずつ食べているというのも一つの策である。いつでも同じように胃の中に物があれば空腹とか満腹だとかを気にしなくてもよくなる。

　ある学会で、間食をしている患者さんの方が体の調子がいいという報告があった。

Continuous Dopaminergic Stimulation
(CDS：持続的ドパミン受容体刺激)

　最近のパーキンソン病治療の方針として、持続的ドパミン受容体刺激というのがある。ドパミンの働きを持続的に一定に保つようにすることによってウェアリングオフやジスキネジアを軽くしようとするもので、徐放錠の使用、少量頻回投与、貼り薬の貼布、デュオドパの適用、などがそれにあたる。また、水野美邦順天堂大学名誉教授が以前に推奨しておられたように、1日分のレ

飲んだ薬の量ではなく 頭の中で働く量が問題

ボドパを一定量の水に溶かしてそれを持ち歩き、少しずつ飲むという方法もある。レボドパのジェル状液を十二指腸に直接に持続的に注入するデュオドパと同じような考えであろう。

　デュオドパはすでに保険適応になり、かなり使われているが、以下のような問題がある。

- 十二指腸ろうを作る必要がある
- 持続的注入のためにポンプをいつも腹部につけていなければならない
- 朝起きてオフの状態の時にバイアルを付け替えるのが患者には難しく、介護する人の手を借りなければいけなかったりする
- 夜間はポンプを停止させるのでオフに近い状態になる
- 薬剤を冷蔵庫に保管しなければいけないので、専用の小型冷蔵庫が要るかもしれない
- 高価である

　先のレボドパを水に溶かして持ち歩いて少しずつ飲むというやり方を実践している患者さんに会ったことがあるが、かなりひどいジスキネジアが出っ放しだった。このやり方も自分で習得するのには時間がかかるようである。

　ジスキネジアに対してシンメトレル300ｍｇ/日の内服が有効といわれている。また、ジスキネジアを抑えるような薬の研究開発もされているようである。

　同じ量のレボドパを同じ間隔で飲んだら毎回同じように効くか、というとそうではないから困る。いつも同じように効くのであれば1回の内服量と時間の間隔さえ決めてしまえば問題ない

のだが、食事、睡眠、運動、その他諸々の要因で毎日効きが
違ってくる。このことは主治医にもなかなか分かってもらえない。
分かってもらったとしても、結局は患者自身が自分で対応してい
くしかない。そのためには、

● 自分の飲んでいる薬について知ること

● 飲む時間を注意すべきなのは「レボドパ」だという認識をするこ
　と

● 自分の身体をよく観察すること

　頭では分かっていても思うようにならないのがパーキンソン
病だと思う。

ジスキネジアについて一言

　患者間ではジスキネジアという言葉はよく使われているが、日
本語訳は「不随意運動」が正しい。自分の思いに反して動くと
いう意味である。

　「付随運動」と書いてあるものもあるが、全く別の意味になっ
てしまう。正しい使い方をしてほしい。

ちょっとした運動、ストレッチ

　ストレッチをすると身体が動きやすくなる。血行も改善されるので薬の効きも良くなる。分かっていることなのに毎日続けてすることができない。日課としてしまえばよいのだろうか？　言い訳になるがパーキンソン病患者はどちらかというと午前中は体調が不安定なことが多い。薬の効きがちょうどよい時でないとストレッチをしても十分な効果がない。薬が効いてきたらきたで、その時にやりたいことはストレッチ以外にも沢山ある。優先順位を決めようとするとストレッチはどうしても後回しになる。せめてどこか場所を決めて何人かで一緒にするのならできるかもしれないが・・・。外へ出かけることができにくくなってきた今、どうしたら最低限必要な運動を確保できるのか考え中。

家の中で続けられそうな運動

● ステップエクササイズ：高さ15ｃｍ位の踏み台にリズムに合わせて乗ったり下りたりする運動（踏み台昇降）。ステップ台はそれほど高価ではない

● 室内でのウォーキング：Walk at HomeというアメリカのプログラムをYouTubeで見ることができる。10分コース～45分コースなど

リハビリに王道なし　継続あるのみ

いろいろあり、歩き方や足の運びも色々取り入れられていて続けられそう

● エアロビ*1とダンス：YouTubeにエアロビやダンスの要素を取り入れたエクササイズがたくさんある。自分の好みや体力に合わせて選ぶと楽しい。次々といろんなプログラムを試してみることができるので、飽きずに続けられそう

● Wii *2: Wii Fit、 Wii Fit Plus、 Wii Sports、 Just Dance など遊びの要素もありゲーム感覚で続けやすい

通所リハ

2019年1月に介護認定で要支援1に認定されてから、金沢で介護予防サービスを利用して週2回半日コースに行っていた。家から車で20分くらいのところだが送迎をしてもらえるので助かるが、途中で数人のメンバーを拾って行くので時間的には片道30分くらいかかる。フィットネス*3を中心とした施設で私的には良いところである。全体として約2時間半のコースで、約10人のグループが3～4つ。大体20分1コマとして間に10分くらいの休憩を挟んで4コマ行う。一般的にはストレッチ、レッドコード*4、マシン、歩行練習など。そのほかに理学療法士が約15分個別指導をしてくれる。

高齢の人が多く平均すると80歳以上かと思う。中には100歳過ぎの人もいる。障害をもつ人、認知症の人、高齢による体

注　*1　エアロビクス。 有酸素運動。 リズムに合わせて身体を動かす
　　*2　家族用ゲーム機。 Wii スポーツ、Wii フィットネスなど
　　*3　健康になるために行う運動
　　*4　天井から下げられた赤いロープを使って行う運動療法

力低下を予防するために通う人など様々である。

　当然パーキンソン病についての情報は施設にいるスタッフにもあまりない。病気のことを知ってほしいと思い、「オン・オフのある暮らし」を紹介したりパーキンソン病に関する一般書を貸してあげたりしている。病気のことを知ってもらえば、患者への対応も変わってくるかな？　との期待を込めて・・・。

自分のためのリハビリ

　コロナの拡大に伴って、自分でリハビリを考えてやらなければいけないようになり、自分にとってなにが必要なのか分かってきた（？）ような気がする。

1.　歩幅が狭くなり、歩く速度が遅くなって来た ─ フレイルへの第1歩？　になるのではないかと心配になる
2.　足首の柔軟性がない ─ 歩くときには足を踵から着いて趾先で蹴るという動きができなければいけないのに私の足首はうまく滑らかに回らないことに気づいた。足首を回す運動が必要だ
3.　ラジオ体操をするようになって気づいたのだが、腕を真っすぐ上にあげたときに、どうしても肘が曲がってしまう
4.　片足立ちができない。転倒予防の意味からも片足で立つことが大事なのは分かっていたが、いつの間にかほとんど出来なくなっていた
5.　筋肉の協調性も必要だが、脚の筋力をつけることも大事。しかしパーキンソン病の場合にはスクワットだけでは足りないように思う

頭の中でリズムを1、2、3

6. ジャンプができない、スキップができない、走れない。爪先立ちができ、さらに爪先に力が入らないと飛び上がれない。瞬間的にいくつかの筋肉がうまく協調しないと飛べない。スキップの仕方も走り方も忘れてしまった。以前は特に意識しなくてもできたはずなのに

7. 音楽（リズム）に合わせて動くことがすくみの解決につながるかもしれない？　YouTubeにはダンス、ウォーキング、その他役に立ちそうな動画がたくさんある。特にコロナ禍で家庭でもできる運動の動画が増えてきた。楽しそうなものを選んでやってみよう。リハビリの結果はすぐには現れないがとにかくやることが大事なのは確かだ

　　ずっと以前（20年くらい前？）はパーキンソン病患者のリハビリについて、主婦は家事をきちんとするのがリハビリになるといわれていた。洗濯ものを干すときはつま先で立つ練習、体幹を伸ばす運動になる。庭の草むしりはスクワットの代わりになる。という風に考えると家にいても十分にリハビリができる。リハビリに行く時間を作ろうとして家事をヘルパーさんに頼むというのはどこか間違っているように思うのだけれど。

　　ただ、一人で毎日続けるというのはなかなか難しい。同病の友人が何人か集まってするとやりやすいように思う。とにかく楽しくないと長続きしない。

椅子からの立ち上がり

　　薬が効いている時には椅子からスッと立ち上がれるのに、オ

フになるといくら頑張っても立ち上がれないことが多くなった。もし立ち上がれたとしても、その後もう一度ドスンとおしりを椅子に落としてしまう。これは太ももの筋肉が弱ったせいだろうと思い、スクワットとか足上げとかかなりやったが一向によくならない。

あるとき「パーキンソン病患者では脚の伸筋と屈筋の動きにちょっとしたズレがある」というような内容の記事を眼にして何となく納得した。

筋肉の問題だけではないのだ。立ち上がるときには普通は無意識のうちにいくつかの筋肉が同期して働き、立つという動作を行えるのだ。それがうまく同期しないために立ち上がれない。人に引っ張り上げてもらってもなかなかうまく立てないときに、自分で「1、2の3」と号令をかけたりすると立ち上がれる。何とも変な病気である。

また、道路でバランスを崩して尻もちを着くことがある。速く立ち上がろうとして焦るとよけいに立ち上がることができない、そんな時脇を抱えて起こしてくれようとする人はいるが、結局のところ自分で体幹の重心を確認し焦りを抑えなければ立てない。せっかく手を貸してくれようとする人には申し訳ない気がするが、自分で解決するしかない。

エアロビをやって分かったこと

毎日30分くらいYouTubeの動画を見ながらエアロビというかダンスに近いものをやったりしているが、パーキンソン病のリハビリとして効果があるのではないかと思う。

もともとエアロビは好きだったので近くのフィットネスジムに通っていたころは 30 分くらい続けてやれたが今は到底続かない。でも毎日違うメニューでやれたりするので結構楽しい。やっているうちにいくつかの動きができないのに気がついた。

　たとえば右足だけ連続で踏む。さらに右足だけで踏みながら方向転換をする。これってパーキンソン病患者が方向転換をうまくできないのと関係あるのではないだろうか？　左右の足を前で交差できるけれど後ろで交差するのがうまくいかない。何にもつかまらずにつま先立ちをすることも難しい。今まで特に気にも留めずにいたが、いつのまにかできなくなっていたのだ。でもリズムがあると何とかできそうな気がする。

　リズムがすくみや歩行の問題克服の第一歩になるかもしれない。

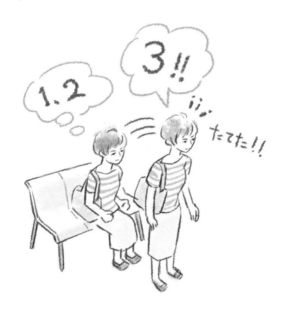

パーキンソン病の症状について

パーキンソン病の非運動症状

　パーキンソン病の運動症状についてはよく知られているが、運動症状以外の症状や治療に伴って起きる症状は見逃されてしまいがちである。私自身それらの症状も徐々に気にかかるようになってきた。

　自分に当てはまるものがあるかもしれない。

1.　気づかないうちによだれが垂れる
2.　物の味やにおいを感じない、または味覚が変わった
3.　食物や水を飲み込みにくい、小さな口で少しずつしか飲めない、または物が喉につまった感じがする
　　食べた物を吐くことがある、気持ちが悪い（吐き気がする）
4.　便秘（1週間に3度以下の便通）または排便に苦労する
5.　排尿に関連した症状
　　● 失禁（尿や便を漏らすことがある）
　　● トイレへ行った後もすっきりした感じがない（残尿感）
　　● 尿がもれそうになり、トイレへ走ることがある（尿意切迫）
　　● 尿意を感じて夜間に頻繁に目が覚める（夜間頻尿）
6.　はっきりしない痛み。原因不明で治療に反応しない痛み

姿勢を正してかかとから大きく1歩

それほどひどくはないが、身体のあちこちが痛い

7. ダイエットをしていないのに体重が減少する

8. 最近起きたことを思い出せない、またはやるべきことを忘れる

9. 精神的な症状

- 自分の周りで起きていることや、自分のやっていることに興味がもてない

- 見たり聞こえたりしたはずなのに実際にはなかったという経験がある（錯覚）

- 物事に集中できない、じっとしていることができない。

- 悲しい、気分が沈む、憂鬱

- 心配したり、驚いたり、パニックに陥ったり気分的な変化が激しい

- セックスに興味がなくなったり、反対に過剰に興味を示したりする

10. 頭がクラクラしたり、めまいがしたり、立ちくらみがしたりする。起立性低血圧

11. 転びやすい。注意力の分散ができない。 位置認識の低下

12. 睡眠障害

- 仕事中、運転中、食事中などに気づかないうちに眠ってしまう（突発性睡眠）

- 寝つきが悪い、または夜遅くまで起きている

- 強烈で、鮮やかな夢またはビックリするような夢をみる

- 眠っている間に寝言を言ったり、動き回ったり暴力的行動をすることがある（レム期行動異常）

- 夜間または安静時に足に不快感があり、どうしても足を動

かしてしまう（レストレスレッグ症候群）

13. 汗が異常に多い（発汗過多）

14. 物が二重に見える（複視）

15. 自分の身に起きたと信じているのに、周りの人がそんなことはないと言う（幻覚・妄想）

　これらの症状の中にはパーキンソン病の発症前から現れるものもあるが、多くのものは症状の進行に伴って現れ、治療は難しい。薬の副作用として現れる症状もあるので、パーキンソン病本来の症状なのかそうでないのかを判断することも大事だと思う。環境やリハビリその他によって改善の余地のあるものもあるので、いろいろな方法を試してみてもよいかもしれない。

薬の効きにくいパーキンソン病患者

　早期パーキンソン病患者で薬が効きにくい人がいるという報告がある。

　早期パーキンソン病患者さんにレボドパを３カ月投与したところ約35％で無効、６カ月後では約20％が無効だった。パーキンソン病と診断されてもレボドパで効果がなくさらにドパミンアゴニストも効果がないことがあるという。

　アゴニストを３カ月投与したところ、約60％、６カ月後で約50％が無効だったが、１〜２年後には有効に変わっているという。

　無効例の特徴として、ほぼ全例で進行が遅く、１〜２年後でもほとんど症状の悪化がなかった。この医師の判断としてはレ

ボドパやアゴニストの無効な早期のパーキンソン病患者に対して薬は不必要に処方しなくてもよい。薬の効果が少ない例は進行が遅い可能性が高く、またもし進行したとしてもその頃になれば薬が効くようになる可能性があると患者に説明するという。これらのことから、レボドパが無効であることを理由にパーキンソン病の診断を除外することはできないということになる。レボドパが効くことが診断の決め手と理解していたが、何とも難しい病気である。

特有の症状

●咄嗟のことに対応できない

　以前からとっさのことに対応できないと感じていた。

　その一つの例。東京駅の丸の内北口でのこと。

　駅舎を出て北口のタクシー乗り場の方へ歩いていく。調子はいつもよりも良かった。足がスムースに出る。ある程度のスピードで、すくむこともなく、転びそうだと感じることもなかった。タクシー乗り場には2台の黒のタクシー。2台とも丈の高い乗りやすいタクシーである。まわりを見まわしたけれどタクシーに乗りそうな人は見当たらない。1台目の車に乗るつもりで歩いた。割と調子良く乗り場に近づいた。その時右の方から1人の男性が走るように来てさっと1台目のタクシーに向かった。予期していなかったことで、一瞬足が止まりそうになり、次に突進気味になり、さらに1台目に向かっていた足を2台目タクシーの方に向けなければならず、ついに膝をついてしまった。と同時に心臓は早く脈うち、息切れでハアハア。どうして？　こんな些細なことで

バランスが崩れ、息が途切れそうになるとは。なんとかよわい身体と心になってしまったのだろう。これは動きの悪さのせいなのか？　かなり早くから予測して歩いていても、ほんのちょっとしたハプニングで今までのペースが乱れてしまう。かなりショックだった。

●いつも緊張している

　若年発症のパーキンソン病患者はいつも肉体的にも精神的にも緊張状態にあるように感じる。ある人は緊張した場面で頭が真っ白になって言葉も何も出てこなくなる、という。私にも以前によくあったことで、人前で話そうとすると途端にそれまで頭にあったことが飛んでしまって、思い出だせなくなってしまう。この経験がずっと尾を引いていて、学会発表のみならず、人前で話すのをほとんどすべて断っていた時期があった。数日前から「○○日に人前で話してほしい」と頼まれると、根がまじめな人間なので（？）その前に原稿を書いてそれを憶えて話そうとする。間違ってはいけないと思うから余計に緊張し、挙句の果てに頭の中が真っ白になってしまうのである。同じ頼まれるのでも当日に「△△について話してもらえませんか？」という風に頼まれると、いつものままで話せる。このことに気がついてから、講演などの準備はしても覚えないようにし、原稿を書いたら（格好悪いけど）、当日は原稿を見て話すという風にしたらそれほど緊張しなくなった。後はある程度の自信かな？　色々な知識がたまってくると大体のことは話せるようになる。自分のことは自分が一番よく分かっている、緊張さえしなければ何とかなる、とい

身も心も柔軟性に欠ける　だからストレッチをしよう

ういい加減さも備わってきた。間違えたっていいのだという開き直りも加わったようだ。あまり緊張はしなくなったが、まだ完全に克服したわけではない。

　歩くときにも緊張していつも肩に力が入っていることに気がついた。周りの人の視線や動きにも注意して転ばないように気をつけている。道路のデコボコやその他どこで方向を変えるとか、どの道が歩きやすそうとかとにかくいろいろなことに気を使って歩いている。そして周囲のちょっとした音や動きなどにも反応し、ビクッとして緊張し、すくみにつながるように思う。できるだけリラックスして首から肩の力を抜いてゆったりとした気分で歩いてみるとすくみが少ないようだが、いつもというわけにはなかなかいかない。

　また、歩行器を使って歩いている時、他の人の動きや車の接近が目に入るとそれだけで緊張し、別に急がなくてもいいのに急ぐ格好になり、すくんだような形になって、足がついて行かなくなってしまう。
　人からよく言われる。「急がなくてもいいですよ」と。自分ではそんなに急いでいるつもりではないけれど急いでいるように見えるらしい。いつも肩に力が入っているのだろう。昔からよく「肩が凝っていますね」と言われた。とにかく手の震えやジスキネジアが人前で出ると何とか隠そうとするので力が入ってしまう。
　全身の脱力と緊張からの解放が今後の課題かもしれない。

よく「転ばないように気をつけてね」と言われる。充分にこれ以上できないくらいにいつも気をつけている。それでも転ぶ。転ぶのが分かっているのに、自分の体勢を戻せないのである。

　「アッ、転ぶ、あ～地面が顔に近づいてくる、何とかならないのか？　あ～やっぱりダメか」という状況を繰り返す。

　だから人から「転ばないように」と言われると余計肩に力が入る。いっそ言わないでいてくれたら・・・と思わないわけでもない。

生活、その中での工夫

靴

靴には人一倍気を使っている。つま先が上がっているもの。スニーカーなら先に返しのあるもの。前がきっちりしていること、前方突進しやすいので、オープントウ*¹は合わない。かかともきちんとしていること、サンダル形式のものは良くない。そしてできればベルトで足にしっかりとついていること。ジスキネジアがひどいと、靴紐がほどけたこともあるので、どちらかというとブーツタイプのものが履きやすい。しかも脱着に時間のかかるものは困る。ヒールはない方が良い。かといってまっ平らでも困る。土踏まずのところがインソール*²状になったものが履きやすい。お店で試着して良いように思っても、しばらくすると靴擦れができたり、歩きにくかったりすることが多い。おまけに私自身の歩き方が悪いのと、気に入った靴はそればかり履くので直ぐに傷んでしまう。下駄箱にはよく似たタイプの靴がいっぱいたまっている。中にハイヒールが1足。もしかしたらまた履けるかも？　という微かな期待があって捨てることができず長い間隔に残っていた。

 注

*1　爪先の空いた靴

*2　靴の中敷き

格好よくありたい、その気持ちで若返る

つい最近、靴箱に空きスペースがなくなり、この先もう一度履く自信もなくなったので残っていた最後のハイヒールも処分してしまった。何となく残念。

ちょっとしたきっかけで、サントリーウェルネスとミズノが共同開発した膝に優しいという靴を買ってみた。シンプルだけど、横にファスナーもついていて脱着が楽。私の足はかなり変形しているので、たいていの靴はどこかに違和感があるけれど、この靴はそれがない。すんなりと馴染んだ。以後この靴ばっかり履いている。靴のつま先が擦れて傷ができるのが普通なのに、まだ何ともない。いい靴だと思う。

手作り膝当て

膝をつくことが多くなった。これも転倒の1つの形なのか、転び方が変わってきた。以前は顔面着陸で、顔に青あざを作ることが多く、他人の目にも一目瞭然で、転んだことを隠しようがなかった。

最近は歩行器の前進速度に足がついて行かず、膝をついて止まるようになった。すくみ足のひとつの症状だと思う。いくらパンツを履いていても、膝をつくと擦り傷ができる。そしてそれが治るか治らないうちにまた傷になるので、傷だらけの膝になってしまった。バレーボール用のサポーター（膝の部分に厚いパットが縫い付けてあるもの）を履くようにした。ただこれを使うと細身のパンツでは膝が吊り上がる格好になるのでパンタロンまたはガウチョパンツのような太めのものを履かざるをえないが、このサポーターをしている限りはいざというときに膝をついても大

丈夫という妙な安心感がある。

　いつ転ぶか分からないので用心のためサポーターをほぼ1日中付けていた。ところが最近、膝の曲げ伸ばしがうまくいかなくなってきたように感じる。サポーターに助けられて膝がきちんと仕事をしないのか？　膝のあたりの筋肉がやせてきたようだ。ヤンキー座り*1もできにくくなって、支えきれずにお尻でどんと床についてしまう。おまけに中腰の姿勢からの立ち上がりもうまくできない。大腿四頭筋を鍛える必要があるかもしれない。ステップエクササイズをしばらくやろう。スクワットもやらなきゃ。

　どうしてあっちもこっちもうまく動かなくなるのだろう。

　本来膝の周囲は筋肉で固められて膝を守っている。その筋肉が明らかに落ちている。しわなどあるはずのないところにしわができている。サポーターのせいで本来働くべき筋肉がなまけてきちんと仕事をしなくなったような感じがする。膝の周囲の筋肉を鍛えなければ・・・。まず、サポーターを止める。転ぶ恐怖は相変わらずあるので、膝を守るにはどうすればいいか？　膝当て付きパンツを探してみた。ワークマン*2、楽天、Amazonなど探してみたが、あるのはバイクライダーの男性用パンツ。高齢者のための転倒時のけが防止のパンツはない。

　そこで閃いた。これまで使っていたサポーターでゴム部分が緩くなって使っていないのが沢山ある。それをパンツの膝にとり付ければいいのでは？　私に必要なのは膝当てだけ、膝の後ろの部分はなくてもよいのである。サポーターをつかうためにワイ

 *1 うんこ座り。足、腰を地面につけない座り方。脚の筋肉強化になる
　　*2 作業服を主に扱う販売店

ドパンツまたはストレートパンツを履くことが多かったが、元々はスリムパンツが好き。膝当てを付けるにはワイドパンツでは無理。ある程度固定できるようなスリムパンツがいい。で、何本かのスリムパンツを引っ張り出してきて付ける準備。パットを付ける位置を決め、上下を糸で粗くパンツに縫い付ける。まあまあのできかな？　後は履いてみて、使ってみて位置を調整。そのために粗く縫ってある。糸目が表に響くが、それは仕方ない。まぁ一件落着！　後は筋トレ、頑張らなきゃ。ステップエクササイズも。

　いつも履くパンツすべてに膝当てをつけたらサポーターが足りなくなったが、買うと高い。そこで思いついたのが小さいタオルハンカチ。25ｃｍ四方のハンカチを4つに折りたたんで周りをかがり縫いする。ちょっと厚めのハンカチが良い。そしてパンツの膝の位置に裏側から粗く縫う。どうせ表には出ないハンカチなので安いもので十分。セールをうまく利用すれば1枚100円くらいで手に入る。

おしゃれ

　人間いくつになってもおしゃれをしたいという気持ちに変わりはない。近頃は仕事を辞めたのもあってスーツやワンピースなどフォーマルっぽいものを着る機会も減り、たいていパンツ＋Ｔシャツのような形で過ごすことが多い。

● パンツのこだわり

　　● 色はネイビーか黒。転んだ時のことを考えると薄い色は避

ける

- トイレでの上げ下ろしが楽なもの
- ウエストはゴム入り
- 両サイドにポケットあり (携帯用のピルケース、5㎝ X6㎝ x 1㎝を入れるため)

　私は薬を飲む時間的間隔が細かい。気がついたときにすぐに飲まないとどんどん状態が悪くなり、オフになると動けなくなってしまう。そうならないよう気がついたら直ぐに飲むようにしているが、早すぎるとジスキネジアが出るのでタイミングが難しい。そういうわけで前ポケットの付いたパンツが要るのだ。後ろポケットはピルケースの出し入れがしにくい。

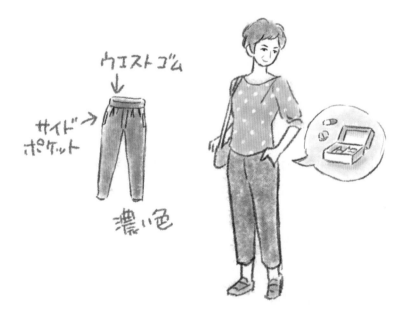

暮らし

外食

　歩行器を使うようになって外食をする機会が少なくなったが、それでもレストランを利用するときに注意しなければいけないことがいくつかある。

1.　エレベーターのない2階または地下のレストラン、つまり階段しかないところは避けた方がいい
2.　外で立って待つ場合には、待合の椅子があればいいが・・・
3.　中の座席の間の通路が狭いところは避ける
4.　バイキング形式のところ。ホテルの朝食のバイキングでの時には近くに親切そうなウエイトレスがいれば声をかけて必要なものを取ってきてもらう。その時には少なめに頼むようにする
5.　店内にトイレのないところ。店の外に出なければいけない時がある
6.　できるだけ事前に予約する。個室を頼めるときは頼む
7.　ネットなどでバリアフリーを確かめておく
8.　できるだけゆったりした店内が望ましい
9.　入り口は自動開閉のドアまたは引き戸が望ましい。押したり引いたりするドアは歩行車を使っている場合には開けにくい。回

美味しいものを食べよう　時には財布のひもを緩めても

55

転扉もタイミングを合わせるのが難しい

　これらの条件を満たすようなレストランを見つけることの難しさがよく分かる。

エレベーター

　歩行器を使うようになりエレベーターの位置が気になり始めた。JRも私鉄もたいていホームにエレベーターが設置されるようになった。ところによっては出入り口に近いところにエレベーターがあることもあるが、たいていの場合はホームの端に設置されている。エレベーターを利用するのは大きい荷物を持った人、障害のある人、子供や老人だということを考えるとむしろ一番アクセスの良いところにすべきではないだろうか？　歩くことに問題のない人には申し訳ない気もするが・・・。地方の路線ではエレベーターのないところもあるし、あってもかなり遠回りをしないといけないようなところに設置されている。利用者の数からいうと仕方のないことか・・とも思うが。

スロージョギング

　ウォーキングに近いスピードでのジョギング「スロージョギング」を御存知だろうか？

　http://surojyoging.com/run/「にこにこジョギング」ともいう。無理しない程度の有酸素運動で健康にいいという。上皇上皇后両陛下もしているらしい。

　パーキンソン病のエクササイズにもいいのではないだろうか？戸外でなく、室内でもいいらしい。その場でゆっくり走る形をと

るだけでもいい。

ウォーキングとの違いは両足が宙に浮く瞬間があること。それによって骨が刺激され強くなる。Wii Fit Plus の有酸素運動のなかにもジョギングがあって、まさにこれ。決して早く走らなくていい。3分コースと10分コースがある。前方突進ではなく、きちんとした走り方で走ってみよう。

お手玉

足の趾が動かないのに今更ながら気づかされた。これまでも動きが悪いのは分かっていたが、通所リハでPT*1がいろいろ指導してくれる中で、足趾のグーチョキパーとか、手拭いの手繰り寄せなどができないことが分かった。

足の趾で物を掴んで持ち上げる。この練習のためにお手玉を使うことを思いついた。お手玉を作ることは手のリハビリ、作業療法になる。長方形（基本は 9cm×4.5cm）の布を4枚どのように縫い合わせるかは頭のリハビリ。柄をどのように組み合わせるかも頭を使う。以前に縫い物をしたときには針に糸を通すのに一苦労だったが、　今回は先の割れた針孔の針でそれほど苦労はなかった。お手玉の大きさを変えたり中身を小豆、ペレット*2、スポンジと変えてみると掴みやすさが変わってそれなりに楽しい。

*1 理学療法士
*2 粒状のプラスチック

新幹線の利用

　1997年から20年近くほとんど毎週のように東京への往復に飛行機を利用していたが、2015年に金沢ー東京間に北陸新幹線が運行するようになって新幹線オンリーになった。多い時には年に４０〜５０往復だから８０〜100回飛行機に乗っていたのがまるっきり乗らなくなった。歩行器を使うようになったせいでもある。歩行器を持って飛行機に乗れないわけではないが、チエックインカウンターで歩行器を預けるかまたはインスペクション*1を通って搭乗口で機内別送品として預けることになる。とすると空港内で車椅子を借り、地上アテンダントの助けを借りることになる。国内線に1人で乗るのはとても大変に思われてきた。

　そういうわけで福岡へ友だちと行った時も飛行機をやめ、東京ー福岡間の往復とも新幹線を利用し長時間かけて出かけて行った。友だちと一緒だったのでそれほど退屈はしなかったが・・・。値段からいっても飛行機よりも新幹線のほうが安いのでグリーン車を利用。のぞみを利用した場合にはジパング倶楽部の障害者割引は適応されないが、その場合にはツアーで安く行けるものを探す。こういうのを探すのは得意である。

　新幹線に乗るときには歩行器を置くことも考えて車両の一番後方の席を取る。壁との間に歩行器を置くことができる。そしてなるべくホームにあるエレベーターに近い車両を選ぶ。しかもト

注　*1 空港の手荷物検査

人生楽しく生きた方が　得じゃない？

イレが近いところと考えると必然的に席が決まってくる。車椅子だと乗れる車両が決まっているが、歩行器は基本的に制約はない。

　ジパング倶楽部などの割引運賃については、管轄するJR東日本やJR西日本などによって申し込み方法、利用方法などが異なり、またその方法もよく変更になる。利用する場合はそれぞれの地域のJRのホームページなどで詳しく調べることをお勧めする。

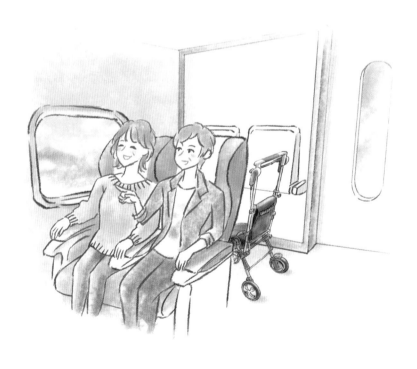

くよくよせずに　出たとこ勝負の開き直り

薬（レボドパ）は少ないほうがいいのか？

薬は必要かつ十分な量を飲むべきである。十分な量を飲んでちゃんとしたオンの状態を作るべきだと思う。必要量以上の薬を飲んでも意味がない。副作用が出るだけである。

オンになるために必要でかつジスキネジアが出ない量を自分なりに見つけることが大事である。老齢発症の人では、オンとオフがはっきりしないことがある。つまり不完全なオンのまま1日を過ごしている。オフがないという意味ではそれでいいのかもしれない。つまり薬の底上げがうまくいっていて1日の波がないということだろう。この場合には時間を決めて薬を規則正しく飲むしかない。

オンとオフを行ったり来たりして調整に苦労している私としては、ある意味うらやましい。

薬（レボドパ）は食後に飲むべきか？

レボドパは初期には毎食後に内服するように処方される。

しかし、レボドパに関しては早かれ遅かれウエアリングオフが現われ、3食後の内服だけでは薬効の切れ目がでてくるようになる。そうなると食事とは関係ない時間にも飲まなければならな

くなる。

　空腹時にはレボドパの吸収が早いので、食後に飲む時と同じように飲むと多すぎることもあるので注意が必要である。ビスケットのような軽いものを食べてからレボドパを飲むのも一つの方法である。また間食をしていつもお腹に何かが入った状態にしておくと食事との関係をそれほど気にすることなくレボドパを飲むことができる。

薬を割って飲んでもいいか？

　一般的にカプセルや糖衣錠（コーティングしてある錠剤）は割らない。中心に割線が入っているものは割ってもよいと考えられる。

　アゴニストや補助薬（酵素阻害薬など）や徐放剤[*1]は割らない。

　パーキンソン病治療薬の徐放剤は胃で分解されないで十二指腸上部で吸収されるように作ってあるので割ってはいけない。

　また、レボドパ以外の薬は薬効がレボドパに比べてずっと弱いので割る意味はない。

　用量が２種類あるものは低用量のものを使えば割らなくても済む。

　私はレボドパを割って使っているが、1/2 錠（50 mg）でもジスキネジアが出るので1/3 錠を基本としている。

　これは若年発症でレボドパに対してとても敏感に反応するた

 注　*1 薬剤が少しずつ吸収されるように考えられた錠剤

め、それとアゴニストなどのまだない頃に発症しレボドパで治療を開始したためにジスキネジアが出やすくなったものと考えている。

薬の量を他の人と比べるのはよいか？

薬（レボドパ）の必要量は1人1人違うので、他の人と比べても意味はない。

またレボドパ以外にもいろいろな薬を併用していることが多いので、それらの薬の働きも考慮すると比べることに意味はない。同じ量を飲んだとしても、十二指腸で吸収される量は人によって違う。また脳に行って実際に働く量も違う。大事なのは脳で働くドパミンの量であって、飲んだ量ではない。

ジスキネジアは避けるべきか？

ジスキネジアが出ないに越したことはない。病歴が長くなるにつれてジスキネジアに伴う症状もひどくなる。息切れ、発汗、動悸、転びやすくなる、すくみ、緊張しやすくなるなどの傾向が強くなる。

老齢発症の人ではジスキネジアが少ないように思う。アゴニストやその他の補助薬を使って1日のレボドパの変化があまりないように処方されているからだろうか？

リハビリの効果を判断するには長期の継続が必要？

パーキンソン病の治療の基本は内服薬プラス運動といわれる。リハビリの効果はすぐに現れるものではなく、かなり長期間

続けて初めて効果が実感できるものだと思う。パーキンソン病は進行性の病気なので症状の進行が抑えられたらそれだけでも有効といえるだろう。進行を抑え、その上に症状の改善まで期待するとかなり厳しいと思われる。どれくらい続けたら効果が分かるか？　早くて3カ月程度遅ければ半年〜1年と思われる。

老化とパーキンソン病

　パーキンソン病は老化現象のひとつの形ともいえる。脳内のドパミンはだいたい20歳頃から徐々に減少し始め、全体の量が20％以下になるとパーキンソン病になるといわれる。つまり発病、診断されるかなり前から、予備的な症状（前駆症状）があることが多い。便秘、嗅覚障害などは発症のかなり以前から見られることが知られている。

　また、人間は120歳まで生きていたら、ほとんどの人がパーキンソン症状を呈するだろうといわれている。それほどにパーキンソン病と老化は関係が深い。

　老化による症状とパーキンソン病本来の症状がダブルで加わってくるために65歳くらいになると病気の進行がそれまでよりも早まったように感じられる。パーキンソン病患者にとっては辛い年齢になってくる。

ロコトレとフレイル

　運動器の障害によって移動機能の低下を来たした状態をロコモーティブ シンドロームという。主に片足立ちとスクワットの2種類のトレーニングでバランス能力と下肢の筋力をつけて運動機能

の改善を図るトレーニングをロコトレ[*1]という。

　加齢により心身が衰えた状態をフレイルというが、早くに介入し対策を行えば元の状態に戻すことが可能である。

　フレイルの基準は以下の通りである。

- 体重減少ー1年間に4.5kg以上
- 疲れやすいー一週に3〜4日以上疲れを感じる
- 歩行速度の低下
- 握力の低下
- 身体の活動量の低下

　フレイルの状態が続くと、肺炎や転倒骨折をきっかけに入院、さらに寝たきりになってしまうこともある。フレイルに気がついたら早いうちに対策を講ずる必要がある。

薬の一包化

　処方薬局で内服薬を飲む時間毎にまとめて一包化して渡されることが多いようである。

　1日3回食後に飲む薬だけの場合にはまとめてもらってもいいのかもしれないが、パーキンソン病患者の場合にはいろいろな種類の薬が使われていて、単純に1日3回食後の内服というようにすんなりと行かないことが多い。レボドパのように有効時間の短い薬、または時間を決めて比較的頻繁に飲む必要のある薬、1日1回内服する徐放剤、1日1回であっても朝飲む薬と夜飲む薬、食事と無関係に飲んでもよい薬と食後に飲んだほう

注　*1　ロコモーショントレーニング
　　　　片足立ちとスクワットで下肢の筋肉を鍛える、転倒予防の効果

がよい薬などいろいろな種類の薬が使われている。

　一包化されていると、どの薬をいつ飲んだかということを意識せずに書かれた通りに飲むだけで、薬の名前や作用については無頓着になってしまう。私は処方された薬を1日分ずつ自分でピルケースに入れるようにしているが、実際に飲む際に一番注意をするのはレボドパである。その他の薬は徐放剤が主であり、24時間くらい有効時間が保たれると理解している。病歴がさらに長くなると、アゴニストやその他の補助剤は副作用などのために使えなくなり、終末期にはレボドパだけで治療することになると聞いている。

　自分なりのレボドパの飲み方を早いうちから考えておくことが大切だと思う。

レボドパが横綱

　これはある講演会で仙台の武田篤先生がおっしゃったのだが、この言葉に「なるほど」と納得した。

　パーキンソン病治療薬の強さからいうと「レボドパが横綱、その下の大関、関脇、小結に相当するものはなく、レボドパ以外の薬はすべて前頭ないしは十両以下の強さでしかない」というのである。それくらいにレボドパの作用は強い。処方された薬の強さがどの薬もみんな同じだと思っていてはいけない。横綱と十両くらいの大きな開きがあることを忘れてはいけない。

レボドパ以外の徐放剤

　最近はアゴニストやその他の補助薬でも徐放剤が主流になってきている。つまり1日1回の内服で済むものが多い。有効時間が24時間あまりあるわけである。薬効の底上げ効果があり、1日のうちで濃度の変化があまりないので使いやすい。

　徐放剤を飲んで何分かしたらその効果を感じるというのはおかしい。ゆっくり効き始めて、その効果が長く続くが効力はレボドパよりもはるかに弱い。

　飲み始めてすぐに効果を感じるわけではなく、また飲むのを止めてもすぐに薬効ゼロになるわけではない。ジワジワとした効果なのである。

　だから、徐放剤を使い始めたら前の薬の効果がなくなるまでに数日間、そして新しい薬の効果が安定するまでに数日間かかると考えた方がよい。薬を頻繁に変えているとどの薬がどのように効いていたのか自分でも分からなくなる恐れがある。

レボドパの徐放錠

　レボドパの血中有効時間は数時間程度といわれ、1日に何回も飲まなければいけない。パーキンソン病患者さんの多くはレボドパを何回も飲むのが面倒だと思い、日本でも早く徐放錠が使えるようになるのを望んでいる。

　しかし、考えてみてほしい。

　病気の初期のうちは内服量が多少多かったり少なかったりしても、自分の身体に適応力があるので何とかなることが多い。しかし進行期になると、自分の身体自体の調節機能が無くなって

パーキンソン病と闘うよりも　ともに生きる

血中濃度の変化がもろに体の動きに反映されるようになる。外国で使われているレボドパの徐放剤は速効成分と遅効成分を1つのカプセルに入れて効果の現われ方をコントロールするようになっている。

　1カプセルの単位は100ｍｇであり、分割することはできないので、レボドパの常用量が100ｍｇ以下また100ｍｇ以上の人は使えない。また一旦ジスキネジアが出ると血中有効時間が長いためず〜っとジスキネジアが出続ける可能性がある。そしてそのジスキネジアを抑えるためにジスキネジア抑制剤を使うことになるのだろうか？　薬がどんどん増えることになる。

　人間の身体は1日中同じ量のレボドパを必要としているわけではない。睡眠、運動量、気分、その他いろいろな要因で必要な量が変わってくる。正常な人の身体はその微妙な変化にうまく対応してくれる。ところがパーキンソン病患者ではその対応ができなくなって、外部からレボドパを補うことによって対応しなければならない。そのような細かい対応をするには徐放剤では無理ではないかと思う。

遺伝について

　パーキンソン病の原因として遺伝的要因と環境要因が挙げられている。

　遺伝が関係するパーキンソン病にもいくつかのタイプがあることが分かってきたが、家族内発症、家系内発症の形をとる場合に優性遺伝と劣性遺伝がある。

　私の場合には

- ３人姉妹の長女。２番目の妹に同病あり。一番下の妹は同病なし
- 父母には同病なし
- 祖母は高齢（70歳くらい？）になってから目立つくらいの大きな震えがあったが、その他のパーキンソン病症状はなし。後に認知症状が出現。80歳過ぎから寝たきりになり、母が在宅で介護、看取りまで行なった

　発病からのことについては別項で書いたが、遺伝のことはずっと気になっていた。子供が３人（二卵性双生児の男子と１年空けて女子だからほとんど３つ児のようなもの）いる。私自身の病気に関してはある時点で「これは神様が貴女なら耐えられると見込んで与えた病気、だから自分で何とかできるはず」という開き直りができていたが、子供たちには発症してもらいたくは

なかった。子供たちには病気のことはほとんど知らせなかった。母親の病気を引け目に感じてもらいたくなかったから。

　学校の父兄会などでジスキネジアが出ている母親をみて、子供たちはいやだったかもしれない。だけど、どの子も私の病気のことを何にも言わなかった。小さい頃からそんな母が当たり前と思っていたのだろうか?

　APPLE[*1]で医療関係の分野を担当し、パーキンソン病の遺伝について調べたが、当時(2000年頃)は患者向けに書かれたものはほとんどなく、外国の文献にもあたってみてARJP(常染色体劣性遺伝性若年性パーキンソニズム)というのがあることが分かった。若年発症でパーキンソン病によく似た症状を呈するが、普通のパーキンソン病とは多少異なるところがあるということであった。

　これが分かった時、ホッと胸をなでおろした。私はこの病気の遺伝子を一対もっているので、子供たちはそれぞれその遺伝子を1つはもつことになる。しかし夫に同じ遺伝子がない限り子供は保因者にはなるが発病することはない。そう思いつつもやはり一抹の不安は残った。

　もうひとつ、私は25歳頃に発症しているし、2番目の妹も同じくらいの年齢で発病している。だから、同じ遺伝子が原因で子供が発病するのであれば、私たちと同じくらいの年齢で発病するだろうと思っていたので、子供たちが25歳を過ぎた頃、救

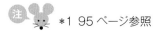

注 *1 95ページ参照

われたと実感した。

　その後子供がそれぞれに伴侶を見つけて結婚することになった時、相手のご両親に対して次のように言うことができた。

　「私の病気は遺伝子の関係しているタイプのパーキンソン病です。遺伝子が関係しているというと、もしかして孫に発病する可能性があるのではないかと心配なさるのではないかと思います。私は常染色体劣性遺伝性というタイプですので夫に同じ遺伝子がない限り子供たちは発症しません。ただし保因者として１つ遺伝子をもっていますが、お宅の子供さんにも同じ遺伝子がないかぎり２人の間にできる孫も発症しないはずです。」

障害者として

障害者認定を受けて

　20歳台からのパーキンソン病なので、歩行障害や姿勢保持障害などは30歳台から認めていた。しかし障害者という言葉に何となく劣等感のようなものを感じ、長い間障害者の認定を受けないでいた。障害者手帳を手にしたのは平成19年（2007年）3月、57歳の時で、病歴30年あまり経った頃だった。

　その後多くの恩恵を被った。障害者はこんなに社会の保護を受けているのか！

　障害年金はパーキンソン病で若年発症の場合、発病から長く経って事後重症として申請することになるが手続きが非常にややこしい。私の場合には卒業後医局の方針で年金保険が頻繁に変わっていたこと、昭和60年代に障害年金の制度が大きく変わったことなどの関係で、社会保険労務士の方に手続きをお願いしたにもかかわらず申請は却下された。それまで病気を抱えながらも仕事をして税金を納めてきたのに・・・と何だか報われないような気がした。しかし、その後は障害者手帳の恩恵を充分に活用させていただいた。

1.　交通費：電車、バス、飛行機などに障害者割引がある。

　　　約20年間ほぼ毎週東京ー石川を往復した身としてはこの

障害を得て知る道路事情　歩道の凸凹や傾き

割引はありがたかった。

　一番多いときで1年間に100回以上飛行機に乗った。国内線には障害者料金が設定されているが国際線には障害者割引はない。国内ならタクシーにも、バスにも障害者割引がある。また市町村によって異なるが福祉タクシー券も支給される。

2.　マル障：障害1級、2級であれば医療費の自己負担がゼロになる。

　この制度は特定難病以外の疾患の医療費にも適応され、自己負担分が返還される。

　障害者に関する福祉サービス等は地方自治体により差があるので、住んでいる自治体に問い合わせること。

3.　所得税、相続税に控除がある。

4.　映画館の料金の割引。

5.　その他携帯電話の料金割引などもある。

　障害者という言葉、disabled people が差別用語だといわれ、handicapped　という言葉もあまり使われなくなったが、言葉は違っても障害をもつ人たちに対する世間の目は必ずしもやさしくはないように思う。石川と東京を比べるとどちらかというと東京の人の方が優しいように思う。いや、人口が多い分だけ優しい人が多いようにみえるだけで、実際の割合は変わらないのかもしれない。

　しかし、歩行器やポールを持って電車やバスに乗った時、東京ではよく席を譲ってもらったが、石川では滅多になかった。最

近では道路ですくんで膝をついた時に、東京の人はよく「大丈夫ですか?」と声をかけてくれる。時には必要以上に手を差し出す人もいるけれど、一般にやさしい。

　スマートな男性は横断歩道のところで右から来る自動車をうまく止めてくれて「ゆっくり渡ってください」とだけ言ってさっと去っていった。ありがたかった。

　そこに立ったままで私が横断歩道を渡るまでずっと見つめていられると、私はきっと焦って、緊張してますますすくんだことだろう。

　パーキンソン病の症状は一人ひとり違うので周囲の人に理解してもらうのが難しい。

　薬の効き具合によって気分も変わるし、動きも変わるので自分自身でも理解できないことも多い。それを他人に理解してほしいというのは本当に難しいことだと思う。

海外旅行

　パーキンソン病だから海外旅行に行けないと思っている人がいるがそんなに気にすることはない。私は夫の仕事の関係で子供が手を離れた頃(大学を卒業した頃)から年に2回くらい外国へ行くようになった。初めの頃は薬が切れても動けないわけではなく、他の人の手を煩わせることもなかった。国内線を利用するのとあまり違わない感覚で大丈夫だ。インスペクションのゲートを通るときにすくむのでは?　と気にしていたこともあったが、慣れというかすくまないという自信ができればそれほどでもない。すくむのではないかという不安があるとすくむ。何も意

識しないようにしたら大丈夫なのだ。空港内で怖いのは動く歩道である。

　ニューヨークのJFK（ジョン・F・ケネディ国際空港）に到着してからイミグレーション*1カウンターへ行く途中にエスカレーターがあり、多くの客が次々に足早に進んでいく。そこでちょっと足を気にした途端に足が止まって転んだ。エスカレーターの金属に手を引っかけて親指を切った。自分でハンカチとティッシュで止血をしたが、空港の職員が車椅子を持ってきて、「救急車を呼ぶ」と言う。「そんな必要はない」と言い「I am a skin doctor.　I can manage this」で通した。車椅子に乗せられ、普通なら時間のかかる入国審査は付き添ってくれた職員にパスポートを渡しただけで、特に質問をされることもなく通過し、タクシー乗り場まで車椅子で運んでくれた。荷物は機内持ち込み可能な程度のキャリーケースとハンドバックだったと思う。空港の職員に図々しく「バンドエイドをもらえないか？」と頼んで手に入れ、その後の手当は自分でした。救急車でどこかの病院へ運ばれたりしたら大変なことになるところだった。

　12時間くらいの間国際線に乗るとき、パーキンソン病患者は薬の飲み方をどうすればよいかと悩むと思う。私の場合それほど苦労はしなかった。アゴニストやその他の補助薬は日本にいるときと同じ時間で飲む。これらの薬は一般に作用時間が長いので一旦変更すると、こんど日本に帰って来た時にまた苦労する。飲み方を1週間余りの間に2回変更するのは大変なのでこれら

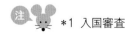
注　*1 入国審査

の薬はいじらないほうがいい。内服時間の変更はレボドパだけにする。レボドパは有効時間がだいたい2時間〜2時間半なので飛行機に乗るまでは同じ調子で飲む。出発が夜中だったり早朝だったりすると1日量としてはいつもよりも多くなるかもしれないが、長い旅程の中の1日だから少し多い日があっても構わない。帰ってきたらまた元に戻せるのだから。

　たいていの場合、飛行機に乗ってしばらくすると食事が出る。食事が済むまではそれまでと同じようにレボドパを飲んで、そのあとは機内の電灯が消えたら同時に眠るようにする。アゴニストのせいか？　突発性睡眠があるくらい直ぐに眠ってしまうほうなのであまり苦労せずに眠れる。眠らなければと意識すればするほど眠れなくなる。眠れなければ目を閉じているだけでもいい。それがうまくいかなければ、難しいナンプレをしたり硬い内容の本を読んだりする。間違っても興味を惹かれるような映画や楽しい番組を機内で見てはいけない。後は時計を現地時間に合わせて現地時間でレボドパを飲む。帰りの飛行機でも同じようにすればそれほど神経質にならなくても何とかなる。

Mさんとの対談より

「全国パーキンソン病友の会会報2021年165号」
を基に

主治医との意思疎通

　私は主治医とは40年以上の付き合いなので私の病気に関してはほとんど全部分かってもらっていると思っています。40年間主治医は変わっていないのです。折に触れて、薬が切れたときはこうなるというような話はしていますし、日常生活のことも話していますので、ほとんどのことは知っていただいて私の一番の理解者だと思っています。

　診察時間を長くとっていただいています。お昼ご飯は食べなくてもいいという先生なので、以前は午前中の診察の最後にいれていただいて長々と話を聞いてもらっていました。その代わり診察まで2時間くらいの待ち時間は当たり前のことでした。レボドパをアメリカで初めて処方してもらった後、日本で先生と一緒に試行錯誤しながらやってきたという感じです。

パーキンソン病を周囲の人に理解してもらうのは難しい

　パーキンソン病という病名は知っていても、その症状がどういうものなのかを理解してもらうのは、家族でも友だちでもまず無理だと思います。私が一番知ってほしいことは、困っている人をみたときにどう声をかけるか、どう手を貸すか？　を周りの人に

パーキンソン病　名前は知られてきたが、実態を知る人は何人？

知ってもらいたいと思うのです。

　例えば足が出なくて困っている時、どうやって手を貸してほしいか。周りの人がどう言って話かけてくれたらありがたいか？勝手に手を持って引きずられても困るのでどういう風に声をかけてもらえるとうれしいか？　を考えたいのです。

　「何かお手伝いできることありませんか？」と言って声をかけてもらうのが一番ではないかと思います。そのときには「パーキンソン病なので・・・」と細かく説明する余裕はとてもありません。

　パーキンソン病だから声をかけるというのではなく、困っている人を見かけたときにどういう風に手助けするかという社会的な問題だと思います。

将来への希望

　多くの患者さんがiPS *[1] だとかLCIG *[2] だとか遺伝子治療だとか言っていますが、私としては私の生きている間に全員がこれらの治療を使えるようになるのは無理だと思っています。ですから、そういう治療が使えるようになった時に自分がそれを受けられるような状態であることが大事だということを次の時代の人たちに伝えたいと思います。その時までにかなり進行してしまっていたらその治療を受けても意味がないので、それまでかなりいい状態を維持しておくことが大事だと思います。

　パーキンソン病と診断されても50年くらいは何とか生きるこ

*1　人工多能性幹細胞
*2　レボドパ/カルビドパ配合経腸用液療法。十二指腸ろうを作りゲル状のレボドパ液をポンプで注入する方法

パーキンソン病　主役は患者

とができるけれど、それは薬の使い方にかかっていると思います。結局のところ最終的にはレボドパに行きつくので、レボドパを如何にうまく使うかが大事なので、多くの人はそこまで認識していないように思います。

　薬の中で自分にとってどの薬が一番大事かということになると、それはレボドパです。レボドパを如何にうまく使えるかによって将来が違ってきます。どういう風に使ったら自分が一番いい状態になるかを自分自身で体験し考えることが大事です。薬の飲み方の調整がうまくいかなくなった時に自分である程度工夫しなければならなくなります。主治医も患者の1日の生活パターンと組み合わせて処方を考えてくださっているかとは思いますが、短い診察時間の中で細かいところまでは無理でしょう。そこをどう調節するかは患者次第ということになります。

　医師というのは何十人、何百人という患者さんを診ているわけで、どこかで会った時に「先生、あの薬がああでこうで、そうなので・・・」と言われても医師としてはその患者のことを完全にきちんと覚えてはいないと思うほうが正しいのではないでしょうか。診察時間にカルテのあるところでちゃんと話をするのが一番だと思います。

　それと「教科書的な本はまず患者さん自身で読んでください」と言いたいです。自分でする工夫の前提にちゃんとした知識がないと勝手なやり方になってしまってダメです。

晩期パーキンソン病について

　進行期のその後のパーキンソン病の晩期について友の会も一緒に考えて欲しいと思います。パーキンソン病は治らないけど長寿を全うするといわれています。治らないから進行期のさらに先の患者がどんどん増えてきます。そうなると医療経済がますます圧迫され、介護の問題が生じてきます。晩期になった患者さんのことを考えるのも友の会の次の使命かと思います。

神経内科の医師に
伝えたいこと

50

　パーキンソン病患者のことが一番よく分かるのは患者自身だと思う。故に患者の言葉を素直に聞いていただきたい。

　患者の症状は一人ひとり違う。本に書かれた通りに処方して、患者がその通りに飲んだとしても、その通り同じように行くわけではない。

　医師が診察の時に診るのは患者の生活のほんの一部分であり、あとは患者の話を聞くしかない。パーキンソン病患者は緊張に弱く、医師の前では思っていたことをうまく話せないことが多い。急ぐとさらに緊張が高まり、頭の中が混乱状態になり、平常心で話せなくなる。ただでさえ言葉が流暢に出てこない患者にとって、医師の前で自分の状況をうまく説明しようとするだけでも大変なことなのである。

　できるだけ、リラックスして話せるようにご配慮いただければ幸いである。

薬を中断するとどうなる？

（2023年10月）

50

これまでメネシットを飲み始めてから約40年、アゴニストは35年くらいになると思うが、その間すべての薬を16時間もの間中断したことはない。

今回大学の医師に頼まれて治験の検査に協力することになった。

● 最近のパーキンソン病治療薬の服用量

- メネシット：200~250mg／日（基本的に1回1/3錠で大体2時間おきに内服、1日7～8回服用）内服の仕方は自分の体調に合わせて調節している
- レキップCR：8mg錠／朝1錠、夜1錠、 2mg錠朝1回
- オンジェンティス：1錠／朝1回

検査の前日午後9時以降は薬の内服は止め、検査終了まで食べ物は一切禁止、水は飲んでもよい、ただしジュースはだめとのこと。

この話を受けた直後から、メネシットが切れたら動けないかもしれないという不安が頭から消えない。以前ならメネシットの薬効が切れても多少は動けた。ところが最近はオフになったら

足がもう前に出ないのだ。車椅子を借りるしかないと決めた。

前日、午後9時に最後の薬を飲む

- メネシット1/3錠
- レキップCR　8mg
- オンジェンティス1錠（本来なら翌日朝に飲む分を早めて飲む）
- いつもより少し早めに眠る

検査当日

　6時前に目がさめる。メネシットの効果は切れているはずだがストレッチをすると少し動ける。睡眠効果か？　だいたい30分くらいで動けなくなるだろうと予想していたのにまだ動ける！！多分足が前に出ないだろうと思って介護の人を頼み、夫にも玄関まで一緒に来てと頼み、もしかしたらおんぶしてもらわないと行けないかもと半分冗談で「背負子を買ってこなきゃ・・・」なんて言っていたのに・・・。歯磨きもできる。着替えも大丈夫。転ばないように気をつけていれば何とか動けるみたい。

　7時15分頃に玄関まで夫と手を組んで歩く。あまり不安はない。介護人が心配して早めに来てくれた。

　タクシーで病院へ。タクシーの乗り降りもほとんど問題なし。

　車椅子を持ってきてくれて受付へ。震えもなくこわばった感じもない。薬を飲まないとオンがない代わりにず〜っと軽いオフのよう。オン・オフの変化がない分だけ楽かもしれないなんて思ったりもする。

　その後、頭部MRI検査、約1時間。そしてPET検査。

　この間に医師の診察。

UPDRSのテストをすると動きは鈍いが全く動けないわけではない。

　同意書のサインもOK、震えなし。

　手のキラキラ、いつもの通り遅い。

　椅子からの立ち上がり、ほぼOK。

　約3mの歩行もだいたいOK。腕を前後に大きく振れば歩ける。

　Pull test、後ろから軽く引っ張られても何とか持ちこたえられる。転ばない。

　認知テスト、やや低下？　年相応とはいうけれどちょっとショック。

　途中でジスキネジアが出る。オフのはずなのに、なぜ？　緊張のせい？

　特別不自由も感じずトイレもOK。検査の台への移動もOK。おどろき！！

　午後1時過ぎ、検査終了。薬を飲んでもいいとのことだが、さてどれだけ飲むか？　いつもならメネシット1/3錠だが1/4錠にした。あまり効いた感じがしなかったが、とにかくホッとした。

　家に着いたらどっと疲れを感じた。あ〜疲れた。起きているのも辛くて布団の中へ。30分余り眠った。その後も薬の効き具合が一定せず。

　翌朝、だいたいいつもの通りに内服。動きはそれほど良くはないが何とか動ける。

夜になって頭が痛くなり、早く寝る。

次の早朝、頭が痛くて目が覚めた。何とも言いようのない嫌な痛さ。カロナール1錠内服。

念のため血圧を測ると160/88。高い！！ そういえば前々日PET検査の前に測った時の血圧も高かった。いつもはどちらかというと低め、高くても130くらいまでなのに。

その後もうひと眠りして起きたが薬の効きがやはり悪い。しっかり立てない。身体に力が入らない。メネシットの効きを良くしようとミカンや紫蘇ジュースを飲むけれどしっかりとは効いてこない。

- 中途半端な効き方で不安定な歩き
- いつもなら買い物に出かけようとするのにその気にならない
- 少し熱っぽい気がするが測っても平熱
- 字を書くのがやっと
- いつにも増して集中力がない
- 動きにくい
- 目もしょぼしょぼ。そういえば夜中に目が覚めたとき左の方を向くと、時計とコップが二重に見えた（複視）
- トイレが近い、のどが乾く
- 筋肉が痛い

悪性症候群なのか？
メネシットのせいではなくアゴニストのせいのような気がする。
意識消失がなくてよかった。もしあったら完全に悪性症候群

だ。命にかかわったかも？？

　もう、薬の中断はしないようにしよう。たとえ検査協力を頼まれても・・・。
　やはり毎日の慣れたパターンの内服が大事だとつくづく思った。

　医師にこのことをメールで報告した、その返事は次の通りだった。
　「悪性症候群とまではいかないまでも、１日のトータルの投与量の割りには活動してしまった結果、オフの症状が強く出ていたのかもしれませんね」だって。
　そんな簡単な説明で済ませられないような気がする。患者の気持ち分かってください、先生。

ぼっちのつぶやき

つきまとうこいつ

こいつ、私にずーっと付きまとっている
50年近くも
夫と同じくらい長く
もうすぐ金婚式だよ
ずうっと離れない
たまには離れてくれればいいのに

姿を消したって淋しくないよ
いや、淋しいかな？
一緒にいるようになって
争うことはしないと決めた
勝ち負けの喧嘩相手ではない

闘うのではなく共に生きるしかない
神様のはからいか？

だけどいつも一緒というのは
正直言って飽きる
こいつの存在を忘れるくらいになれると
私はハッピー
だけど直ぐにまた現れる
手を変え品を変え
次々に問題を投げかけてくる
相手にとって不足はないから
何とか解決しようとやってみる
それを繰り返してついに50年

いつまで続くのだろう
最期まで離れないんだろうなぁ？

私の病歴

　24歳、医学部の卒業試験の時に、答案を書こうとして手が動かなかったのが始まりでした。

　石川県の白山市（旧松任市）で生まれ育ち、今なお住んでいます。

　医学部卒業と同時に結婚し、パーキンソン病の震えと格闘しながらの勤務医の生活でした。震えのために思うように手が動かないけれど診察しなければいけない患者が廊下に沢山待っているという市中病院ならではのプレッシャーの中で登校拒否状態になり、一時的に休養が必要と思い辞職を覚悟しました。

　その後夫の仕事の関係でアメリカのニュージャージー州へ2年半行きました。そこでアメリカのパーキンソン病研究・治療の高名な医師にパーキンソン病と診断され、レボドパ（シネメット：アメリカでの商品名）を処方されました。1回に1/2錠飲んだのですがすぐにジスキネジアが出るようになりました。それで1回量を1/3錠にして、今でも1回の量としては1/3錠を基本にして飲んでいます。

　1998年に夫が東京へ転勤になり、石川と東京の往復が始ま

りました。週３回石川で非常勤として精神科の病院の入院患者の皮膚病を診察、週末は東京でという生活でした。この間家事は手抜きをしながらもほとんど一人でこなしていました。

　この頃にAPPLE「明るく生きるパーキンソン病患者のホームページ(Active Parkinson's Patients' Library on E-net)」を患者仲間と共に立ち上げ、パーキンソン病に関するいろんな情報を発信する場になりました。

　その後自分とよく似た若年発症の女性患者の集まり「弥生会」という会を作り、年に１度日本のどこかでみんなで集まっています。

　その間にDBSについての情報とDBSを受けた患者さんの体験記集「自由への扉」を編集出版させていただきました。DBSが始まったばかりの時でどんな手術かという情報もなくその効果もはっきり分かりませんでしたが、DBSを受けた患者さんを辿ってアンケートをお願いし、DBSに関する患者の満足度の調査もしました。

　また患者仲間に痛みを感じている人が多いことを知り、痛みについてもアンケートをとりました。患者の観点からの調査でしたがアンケート結果をまとめることの難しさを痛感しました。

　その後「オン・オフのある暮らし　〜パーキンソン病をしなやかに生きる〜」でパーキンソン病患者が生活する際のヒントを集めて患者仲間３人で出版しました。

　医師であり、しかも患者であるという両方の立場をもつ人間として私にしかできない役割があると考えていました。パーキンソン病という病気は患者にしか分からないことが多い病気で

す。特に気持ちの面、心の動きなどは外から見ただけでは分からない、けれど心理的な反応が症状に影響を及ぼすし、それが分かっていても自分でどうすることもできないことが多い病気です。そこをうまく医師に伝えることができれば何らかの形で治療に結びつくかもしれないと思っていました。

　医師と患者をつなぐ仲立ちができればということを私の役割と考えていました。患者としての実感と経験を踏まえながら医師として正しい情報を伝えていくことを心がけていました。

　「とりぷる」で対談した望月秀樹先生から以下のようなコメントをいただきました。

『ホームページや調査報告、書籍などいろいろな
　形で積極的に情報を発信されている岡田さん
　の取り組みには本当に感心してしまいます』
『普段はなかなか聞けないお話で、医療者に
　とってとても貴重な情報です』

● 仕事（皮膚科医）を辞めた

　65歳の定年を過ぎても週2回のペースで働いていたが転倒が目立つようになってきた。転倒の様子も変わってくる。最初の頃は前方突進に続く顔面着陸で顔にあざができるので、隠しようがなかった。顔面着陸が少し治まったら今度は膝をつく。当然パンツの膝に穴が開き、膝小僧に擦り傷ができる。キズパワーパッドで治療しても傷の絶え間がないくらい。その後、すくみ足のためにバランスを崩して横への転倒が加わり右手小指の関節の脱臼、その後右ひじ関節部分の骨折もした。しかしいずれも手術することなく治った。その他に肋骨にヒビが入ったりしたこともあった。

　かなり長い間歩行補助としてノルディックポールを使用していたが、転倒防止には至らず、歩行器を使うようになった。しかし勤務先の病院内を歩行器で入院患者さんのベッドサイドまで診察に行くのは無理だと感じて病院勤めを辞めることにした。

　パーキンソン病を発症して約40年間、フルタイムで勤めることは無理で、大半は非常勤であったが、自分なりによく頑張っ

たと思う。周囲の人の理解とそうできる環境を得られたことに感謝している。

● 介護保険の利用の必要性を感じて

　仕事をしているとどうしてもリハビリやエクササイズに使う時間が無くなってくる。水中ウォーキングやフィットネスクラブへ通っていたこともあるが、だんだん通うのが大変になってきた。送迎がないと無理な状態だと判断し、介護保険の認定を受けた。2019年2月に要支援1と診断され、週2回リハビリ中心の半日コースのデイサービスに行き始めた。

● 仕事は辞めても東京と石川の往復は続けた

　ほとんど毎週東京と石川を往復するのが当り前のようになっていた。石川の家の維持の必要性もあり、毎週通うのが大変といいながらも、石川の家での一人暮らしはそれなりに快適だった。自分の思うように時間を使えるのがよかった。こういう時間があったからJPC[*1]のことや友の会のことなどができたと思う。

　2015年9月までは飛行機を利用、2015年に北陸新幹線ができてからは北陸新幹線を利用した。東京－金沢間2時間半～3時間。東京でも石川でも自宅と駅の間はタクシー利用。自分ながらよく通ったものだと思う。東京－石川の往復が私の一番のリハビリだったと思う。

 *1 日本パーキンソン病コングレス

● 東京での生活

2020年のコロナ禍のステイホームのせいで東京往復は一時中断せざるをえなくなった。外出禁止が解除になった頃、夫の栄養管理の必要もあって東京へ来たまま東京に居座る形になってしまった。介護保険を使った通所リハ、医療保険での訪問リハを東京で受けるためにいろいろな手続きが必要だった。通所リハには地域包括ケアシステムが関係するので、そのサービスは地域によって差がある。

住民票のあるところと違うところで介護サービスを受けようとするといろいろなハードルがあることを痛感した。

● 現状での家事、買い物

少し前までは一人で買い物にいくこともできた。歩行器を使ってでもカラオケも映画館も行けた。ところが、コロナが広がり、外出が減るとともに歩行がダメになり、一人で行ける範囲が狭くなってきた。近くのコンビニと小さな八百屋さんへ週2回くらい歩行器で行く。前もって必要なものを頼んでおけば夫が仕事の帰りに買ってきてくれる。その他は生協、ネットスーパー、宅配などを利用している。元々外出が好きで、ショッピング大好きなので、一人で思うように買いに行けないのが淋しい。

料理は自分で作る。洗濯、掃除は夫がしてくれるようになった。

家事のうち大体のものはパーキンソン病になってからも自分

なりにこなしてきた。完全というにはほど遠いかもしれないが何とか人並みには。しかしだんだん整理整頓ができなくなってきた。やりはじめてもやっているうちにオフになってくると移動することができない。で、次にオンになるまでそのままにしておくとオンになった時には他のことに気が向かってしまっているので中途半端が溜まっていく。結局物が山積みのままあちこちに散在した状態になってしまう。

● 屋外歩行の練習

外出時に自分ひとりで歩けるようにと希望して、屋外歩行をやっている。

2人横並びで腕を組んで、二人三脚の要領で歩調を合わせて歩くのだが、週1回は夫と約30分、もう1回訪問で家に来てくれている理学療法士と約40分、さらに通所リハの時にそこに働く機能訓練士などと共に10分～15分歩く。眼に見えるような効果はないが、わずかな希望に望みを託して・・・といったところか？

● 弥生会

2000年に同じような年代の若年発症の女性患者6人が集まって、美味しいものを食べて温泉につかって心おきなくおしゃべりしようという会を開いた。女性患者は家のことなどあってなかなか外泊ができない。せめて年1回の会の時だけは家のことから解放してもらって楽しく過ごそうというのが目的の集まりであった。6人で始まった会だが人数が徐々に増えて一番多い時に

は 70 人にもなった。原則として幹事持ち回りで、日本国内をいろいろ回った。金沢、北海道、仙台、福島、姫路、高松、福岡、京都、名古屋、熱海など。

　神経内科の医師の方々も自前で参加してくださって、会員の人たちと親しくお付き合いいただいた。服部信孝先生、故村田美穂先生、久野貞子先生、水田英二先生などに来ていただいた。
　2020 年で弥生会は中止としたが、そこで知り合った会員同士の交流は今も続いている。

● 料理、お菓子作り

　元々料理は好きだったが、東京通いにも慣れて少し時間的に余裕ができた頃からか（？）お菓子作りも始めた。あまり細かい作業は好みではないので、簡単にできておいしいものを探して作るようになった。手作りのケーキなど人にあげると喜んでもらえる。
　それがうれしくて頻繁に作ってはあちこちへあげた。患者友達をはじめとして、勤め先の病院、家の近くの友達、通所サービスなど。
　代表的なものとしては、シュトーレン、栗の渋皮煮、シフォンケーキ、ビスコッティ、いろいろなパウンドケーキなど。

　シュトーレンは 10 年余り前、クリスマスのお菓子としてそれほど有名ではなかった頃に作り始めた。非常に手間のかかるケーキだがそれだけに作り甲斐があった。中にドライフルーツやナッ

この気持ち　分かってくれるのは誰？

94

ツをたくさん入れる私流のレシピができあがった。毎年早くから
ドライフルーツをラム酒に漬け込んでおく。オレンジピールは八
朔の出る時期に手作りして冷凍しておく。11月になると菓子材料
を注文、2～3週間くらいかけて30～40本焼く。1度に焼け
るのは4本だから10回近く焼くことになる。夜中に焼いて次の
日の朝仕上げをすることも多かった。

● 明るく生きるパーキンソン病患者のホームページ
（APPLE＝Active Parkinson's Patients' Library on E-net）
「とりぷる2012年特別号」 望月秀樹先生との対談を基に

　インターネットが日本に普及しはじめた頃、パーキンソン病に
ついていろいろ調べたいと思っても、日本語のサイトはまだな
かった。患者向けのサイトはむろんのこと医師向けのサイトもほ
とんどなかった。そういう時に当時英国に在住のＡさんの「パー
キンソン病癒しを求めて」というサイトをみつけた。このサイト
は海外のパーキンソン病の情報を翻訳して掲載していてとても
充実した内容だった。しかしホームページが大きくなって一人で
は管理しきれなくなったとのことであった。そこで日本の患者仲
間の有志で役割分担して運営しようということになり、APPLE
ができあがった。

　パーキンソン病に関するニュースや治療の情報、患者同士の
情報交換のための掲示板、医療情報、福祉関係の情報、患
者の経験談やコラム、神経内科医に質問する Ask the doctor
BBS などパーキンソン病に関するあらゆる情報を各コーナーの

これが最後といいつつ　何回も繰り返す　未練ごころ

物事を長い目でみるように

担当者が自分で調べ、その結果を掲載するというやり方で作った。専門医の医師の方々の協力もあってかなりコンテンツの充実したサイトになっていた。時には American　Parkinson Foundation（アメリカパーキンソン病協会）の翻訳許可をもらって掲載したこともあった。

　DBS 治療を受けた患者の体験記や患者の満足度についての情報、新薬の情報、専門医の講演の抜粋、など貴重な情報も盛り込まれていた。

　APPLE を作っていく過程でホームページの作り方なども学んだ。やろうと思えばやれるのだということも身をもって知った。

　しかし、年月が経つともに患者が運営するということの難しさや経済的な基盤がなかったことなど諸々の問題がでてきて 2019 年にサイトを閉じることになった。

　現在では患者会の作ったサイト、企業のサイト、学会のサイトなどパーキンソン病に関する情報が沢山あふれるくらいにあるが、情報がありすぎてどれを自分で取り入れたらいいのか分からないようなところもある。

　APPLE のコーディネータとして関わっていた期間は私自身にとって充実したやりがいのある期間だったと思える。

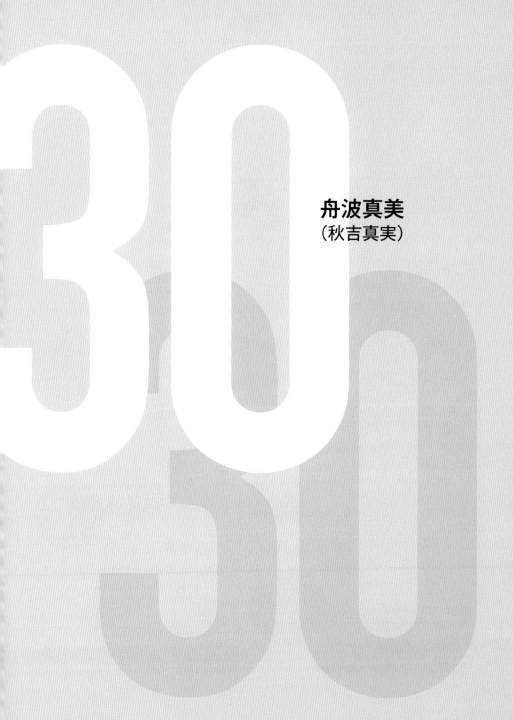

舟波真美
（秋吉真実）

舟波真美
パーキンソン病
30年間

**1995年
37歳**

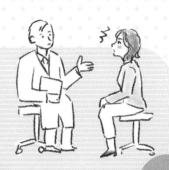

若年性パーキンソン病と
診断される

1996年

文字が
書きにくくなる

2000年

発声が
しづらくなってくる

2002年

岡田芳子さんと
出会う

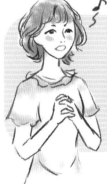

2003年

初コンサート、
2回目の
コンサートを開く

2005年

闘病エッセイ
「いのちの歌」を出版
ジスキネジアに
悩まされるようになる

2007年

「リラの会」発足、
2カ月に1回定例会、
他の月は旅行などの
イベント開催

2008年

リハビリコンサート
開催（焼津、杉並公会堂、
ゆめりあホール 等）

「いのちの歌」の
改訂版
「あしたへの歌」出版

稲取ベルフィオーレ
創立30周年
記念コンサート

2009年

2010年

卓球と
出会う

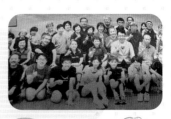

2013年

「若年性パーキンソン病を生きる」
手記掲載

2011年

JPC登壇

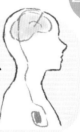

2016年

「パーキンソン病と
ノルディックウォーキング」
登壇

会話がしづらく
なってきた。

2017年

2018年 DBS手術を受ける。
大腿骨頸部骨折。ジスキネジア消える、
口腔内の痛み出始める、舌の痛み、
しびれ、口の中の灼熱感

2022年

ジスキネジアが
戻ってきた

嚥下障害始まる。
食事をとれなくなる

2021年

2024年
現在

入院、
胃ろうを作る

困っているのは
・食事がとれないこと
・しゃべりにくいこと

2023年

プロローグ

　若年性パーキンソン病という当時は聞きなれなかった病名を告げられてから30年が経った。

　1957年生まれの私は、37歳の時に「若年性パーキンソン病」*¹と診断された。診断される2年ぐらい前から右ひじが痛かったのだが、テニスもしていないのにテニス肘になるなんてついてない！　と思っていた。しかしあまりにも長く続く症状と、次第に増してきた痛みに耐えきれず、病院を巡った。

　「神経内科を受診してみてください」と言われ、紹介を受けた病院を受診した。

　名前を呼ばれて診察室に入ると、真面目そうな先生がじっと私の動く様子を見ていた。

　「どうぞ」

　と椅子を勧められ、言われるまま腕を伸ばしたり、膝をポンポン叩かれたりした。そして、おもむろに先生は言った。

　「パーキンソン病ですね」

　そして、私の目を覗き込むようにしてさらにこう付け加えた。

　「その目がだんだん瞬きをしなくなるんですよ」

　「10年後には車椅子生活になるでしょう」

　あの暗く陰気に感じた診察室で浴びた言葉の数々から逃げ帰るように病院を後にした。

　（こんな病院、二度と来ない！）

 注　*1　40歳前に発症するパーキンソン病

パーキンソン病ってなんだろう？

　告げられた病名に困惑しながら帰途についた。が、実のところ、私はパーキンソン病についての知識はほとんどもっていなかった。ただ、難病だということは知っていた。パーキンソン病の患者の行く末を書いた本がなかなか見つからない理由が、自分が同じ立場になってみてようやく分かってきた。進行期の前期ぐらいまでは、薬次第で動けるので活動もしやすいが、進行期の後期に入ると、薬を飲んでもままならず、オンでもオフでも辛い症状が出てくるようになる。じっと座ってものを書くとかパソコンを見るとか、ただ本を見ることすらできなくなる。本を読むのが大好きだった私にとって、このことは肩に重くのしかかるようになった。

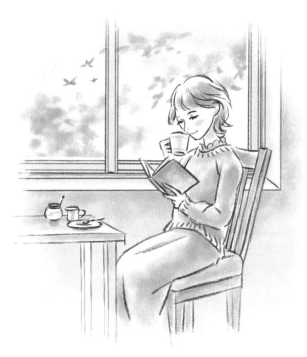

子育てと自分育て

　診断を受けたとき、私は子育ての真っ最中だった。幼稚園の年中だった５歳長女の下に、３歳と１歳の男の子２人がいて、３人の子育てを心から楽しんでいた幸せな頃だった。病気なんかになっている場合じゃない。これからが楽しいのに。一番可愛い時期を独り占めしようと思っていたのに。何で私が病気になるの？　何で今なの？　子どもたちとの明るい未来を描いていた私にとって、この診断は過酷なものだった。

私は治るつもりだった

　そうはいってもきっと治る！　今や医学は進歩しているんだから、西洋だけじゃない！　東洋にも医学はある！　不思議な力だって湧いてくるかもしれないし、と、現実とは裏腹なことを考えていた。

　そして、私は治るつもりでいた。治ったときに話そう、と他人には内緒にしていた。同居していた母にも言えなかったのは、ただ心配をかけたくなかったからだ。

　整形外科医だった夫は知っていた。神経内科を勧めたのは彼だったから・・・。子どもたちには理解できる年齢になるまで黙っていよう、と思っていた。

長男はわからんちん盛りだった。自分の思うようにならないとへそを曲げて、てこでも動かない。そんな長男とバランスをとるように次男は物分かりのいい素直な育てやすい子だった(あくまでも幼児期のこと、2人とも(笑))。

3人の子どもたちのお弁当作り

長女が年長になり、長男は年少、次男が2歳になったかならないかぐらいのとき、長女の通っている幼稚園の遠足で航空公園に行くことになった。現地集合だったから少し気は楽だったが、お弁当を作るのに手間取ってしまった。子どもたちのお弁当作りをしていた1995〜2005年頃は今のように冷凍食品は充実してなくて、3人が大好きな唐揚げを朝からジュージュー揚げていた。ふと気がつけば時間は迫ってきている。電車に乗ってしまえば乗り換えなしで行ける場所だったが、2人を見ればまだパジャマ。慌てて着替えさせ、(子どもたちは唐揚げをつまみ食いはしていたけれど)朝ご飯を口に突っ込み、さて、とお姉ちゃんを見れば、すっかり身支度も済み、あとはお弁当を入れるだけの状態で待っていた。

「ごめん、ごめん、急ぐからね」

ところが、手が動かない。お弁当を詰める作業が一番苦手だった。おかずの隙間を埋める作業がとても難しく感じていたのだ。

「ママ、手伝う」

長女はしっかりした子だった。小さい頃から今に至るまで一貫してその筋は通っている。もう少し甘えさせてあげればよかっ

た、もっと我儘言って欲しかった、とつくづく思う。もう一度小さくなってくれたらいいのに・・・。3人連れて家を飛び出し、何とか予定の電車に飛び乗った。

　そんなお弁当作りはトラウマとなって、その後数年間続くことになる。下の男の子2人は幼稚園のときからサッカーをやっていた。それなりの年齢に応じての悩みはあっただろうけど、サッカーに対する熱は持ち続けていた。私は子どもたちにはなるべく望むことをやらせていた。必然的に土曜日、日曜日もサッカーがある。しかも試合のことが多かった。小学生の頃は食べやすいから、といっておにぎりをよく作った。ある時、試しにと思って作った肉巻きおにぎりが好評で、毎回のリクエストになるくらいだった。コーチからも注文が入ったりして子どもたちも大喜びだった。私も少し罪悪感から解放された気がした。肉巻きおにぎりと大きな卵焼きを作ると、あとはプチトマトとブロッコリーで彩りよくすれば格好がついた。なぜかプチトマトを嫌う我が家の3人はケチャップをかけて色を出したほうがよかったみたいだったけど。

　何かと不自由になっていく身体を気にしながら、お弁当の彩りがよくないことや品数が少ないことに私は罪悪感を抱いていたのだ。そんな私の罪悪感を吹き飛ばすように、食べることが好きだった長男は料理を自分で作る、という大きな成長を遂げ、高校生のときは、ほとんど自分でお弁当を作って持って行っていた。朝練があったので家を出るのは冬の時期はまだ薄暗かった・・・。今では家に帰ってくると私に手料理をよく作ってくれる。嬉しい誤算です。

書けない、乗れない

　当たり前にできていたことが次第にできなくなる・・・。次は何だ？　と思う間もなくトンネルに迷い込む。

　字が書けなくなっていったことは、字を書くことが好きだった私にとって大きな痛手だった。そんなつもりはないのに、書いている字はミミズが這ったような字だ。これじゃ読むほうが大変だ、と思い手紙を書かなくなってしまった。

　自転車には、乗ってしまえばなんてことはないのだけれど、乗るまで何回蹴って助走を繰り返せばいいのか、もし見ている人がいたら、頭の中が「？」でいっぱいになってしまうだろう。バランス感覚が悪くなっている証拠だな〜、と思いながらもつい最近まで乗っていた。以前は２人を前後の補助いすに乗せ、１人をおんぶした状態で自転車に乗る４人乗り（今なら即、アウト！）をしていたのに、今は自転車を自転車置き場から出すことさえ難しい。

ポールでの試み

すくみ足が出始めた頃、ポールウォーキング*¹の指導者の資

注　*1　一般的にはノルデイックウォーキングというが、リハビリ目的で使うときに限ってポールウォーキングという

格を取得した（2010年頃）。

　2本のポールを持って立つと、背筋がすっと伸びて姿勢がよくなり、安心して歩きだせる。その気持ち良さをみんなにも知って欲しかったのだ。その頃、一緒にポールウオーキングをやっていた友人のジスキネジアが酷く、ポールを手に大暴れするように見えるものだから、ポールが近くにいる人たちにあたりそうな気がして、周りの人たちに頭を下げて歩いたこともあった。私のすくみ足はポールによって大分軽減されたのだけれど、狭い場所や荷物があるときには邪魔になる、という大きな欠点があった。手荷物はやめてリュックを背負い、ウェストバックを使ったとしても、私たちパーキンソン病患者にとってはいくつかのリスクがあり、それをクリアするのは無理だと思った。あくまでも、ポールは歩く練習に使う、という認識をしていたほうがいいと思う。

　つけ足しておくと、すくむのは足ばかりではない。手もすくむし頭もすくむ。この頭のすくみは目立たないだけに気づかない場合も多い。でも、確実に頭もすくんでいる。人前で話をするとき、突然頭の中が真っ白になってしまうことは、健康な人にもあるかもしれないが、その状態が頻繁に起こる。友だちとしゃべっているとき、急に言おうとしたことを忘れてしまうことがよくある。会話が突然止まり、し〜んとした空気に包まれる。足がすくむのは見ていて分かるが、頭がすくむのは全く分からないから「？」と誰もが困ってしまう。

　ある時、某小学校の道徳の授業で話をすることになった。4、5、6年生が体育館に集まって話を聞いてくれた。その途中で、その状態になってしまった。

（どうしよう・・・）

　誰も助けてくれるわけはない。それまで静かに聞いていてくれた生徒たちがざわつき始めた。

　（言い訳なんていらない、まんまでいこう）

　と決めたら気が楽になった。

　「今、実は頭の中が真っ白で・・・、言おうと思っていたこと忘れてしまいました！」

　笑っている子もいたが、ほっとした様子の子どもたちの顔が印象的だった。そして、頭のすくみの話からすくみ全般の話をして事なきを得た。

　後日、生徒たちの感想文が送られてきたが、その時の印象を強くもった子たちが結構多くて「ドキドキした」とか「外見で決めないようにします」とか「困っている人がいたら声を掛けます」とか前向き発言が多く、話してよかった、とあの日を振り返って思った。

二人三脚での試み

　そんな中で、私にとって一番有効だったのが二人三脚だった。パーキンソン病の特性として小さな障害物があるほうが歩きやすいことは分かっていた。道を歩いているときは、マンホールがあるとそこをまたぐことを目標にして歩いた。横断歩道も歩きやすかった。階段は得意中の得意で、世の中が全部階段でつながっていたらいいのに、と思ったりした。でも、実際にはそううまい具合に障害物に出会うことはない。

　私は一緒いる人の腕につかまらせてもらって歩くのが楽だっ

た。後ろから抱えられるように支えられるとかえって怖い。ある
ときふと思いついて二人三脚をやってみた。そうしたら面白いよ
うにスムーズに歩くことができた。普通よりも少し早めに歩くこ
とを意識して、大阪の街中でやってみた。みんながついてこら
れないようなスピードが出たような気がした(笑)。

　以来、すくみ足の時は二人三脚を勧めている。といっても、
紐で足を縛ったりはしない。あくまでも「つもり」だ。縛った「つ
もり」の足から、「イチ、ニ、イチ、ニ」と足を出していく。付き
添いがいるときは、ぜひ試してみてください。

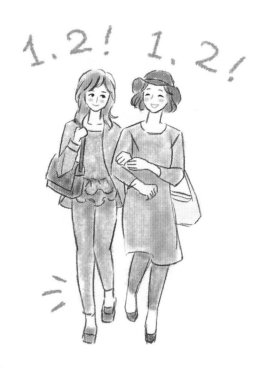

コントロールができない ジスキネジア

ジスキネジアに悩まされる

発症から 10 年を過ぎて、私は徐々にジスキネジアに悩まされるようになった。薬を飲むと身体が勝手に動いてしまう。意志とは関係なく動いてしまうのだから、対策のしようがない。一度始まると、私の場合ほぼずっと続く。その動きは一目で「変だ」と思わせる威力がある。パーキンソン病をよく知らない人なら普段見慣れないその奇妙な動きに危険を感じ、それとなく離れていくだろう。

同じ動作を繰り返す、というのが基本的な形かと思うけど、その基本形にもいろいろな形があり、それこそ千差万別だ。頭を前後、左右、上下に動かす人、腕を動かす人、手足を動かす人、口を動かす人、等々。

一人ひとり違う

薬が切れかけた頃、ジスキネジアはやっと少し収まる。しかし身体が楽になるのはほんの 5 分間ぐらいだ。このまま楽な状態でいたいと思うがそうはいかない。地獄のようなオフに陥る。顔を動かすこともままならない。何か聞かれても頷くことさえやっと

のことだ。まるでお地蔵様にでもなったような気分だ。

　このままじゃ廃人だ、と思い現状を脱するべく対策を考え始めた。私の通院していた病院では DBS をやっていなかったので、診察の際にその手の話が出ることはほとんどなかった。それをいいことに、薬の調整がうまくいっていないと思いながら、特別先生に伝えることもせずに過ごしていた。

　この病気は、薬の量も副作用の出方も人によって違うのだから、比べようもないのだが、「私は半錠飲むとジスキネジアが出ちゃうのよね」と言う人がいるかと思えば「1回に2錠飲んでも、なかなか効かないの」と言う人がいる。1日の量も人により、また主治医の先生により様々だ。ただひたすらレボドパ*1に頼り、1日に8錠を超えて飲んでいる人、レボドパ は最低限に抑えてアゴニストなどで調整している人など、様々な薬の組み合わせに驚いたり感心したりしてしまう。ただ、気をつけなければいけないのは自分の身体に起こった変化を医師に全て伝えると、薬の量や種類がどんどん増えてしまうということは頭に入れておいたほうがいいかもしれない。処方された薬を飲むだけでお腹いっぱいになってしまう。

　ドクターにはドクターの考えがあるとは思うけれど、ひとつ薬を増やすときには、別の薬を減らす、ぐらいの配慮をもって処方してほしいと思う。意志と心を持った人間なのだ。少しでもよく

 注　＊1　脳内のドパミン神経に取りこまれてドパミンに変わり、症状を改善する

なりたいと願っているし、そのためには辛いリハビリだってやる覚悟はある。望んで病気になったわけじゃない。今なお悔やむことだってある。どこかで選択肢を間違えたのかと思うこともある。でも、今の自分が現実ならば、現実を直視しなくてはならない。患者は研究の材料ではないのだから。

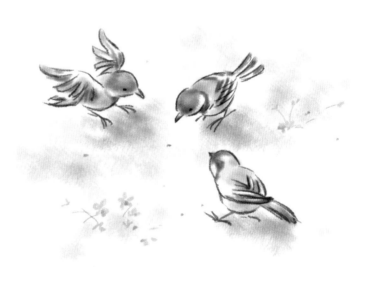

立ち上がれない・・・

30

外出先でのトイレ

　薬が切れてしまうと、立ち上がれない、という状況はよくあることだ。ただ、場所によっては非常に困る。大体立ち上がれなくて困る場所の筆頭はトイレだ。

　公衆のトイレは狭くて暗い、というイメージがある。最近はホテルのパウダールームと見紛うようなきれいなトイレもあるけれど、病院のトイレでも古い病院は今でも狭くて暗い。病気になる前はそんなことを感じたことはなかった。でも、症状とともに不便を感じる箇所が増えてきた。

　本当に狭いトイレは入って扉を閉めることからして難しい。用を足して立ち上がるにも立ち上がれない。スペースがあったとしても、立ち上がるのは手すりのお世話にならないと困ることが多いのに、スペースもない手すりもないトイレは使わないほうがいいと思うだろう。でも我慢はよくないし、そもそも我慢ができない。入った途端、やめたほうがいいという思いが頭をかすめるが、そこまで行ってからの我慢は無理なので、やむなくそこに座ることになる。そして終わった後、思案に暮れる。トイレの困りごとワースト 3 は、1. 狭い、2. 荷物が置けない、フックがあっ

112

ても高すぎる、3. 手すりがない、だと思う。

　トイレで固まって動けなくなったことがあった。もう用はないので出たいのに、まず立ち上がれない。そのトイレには手すりがなかった。一緒にその場所に来ていた友人に電話して、薬を持ってきてもらった。電話を持ってトイレに行ったのは大正解だった。時間がかかろうが何だろうがトイレに住みつくつもりは毛頭ないので、何とかして出ることを考えるとそうなる。たとえ美しいホテルの部屋のトイレだったとしても動けなかったら結果は同じだ。動けなくなると、恥ずかしい話だけど、パンツも上げられなくなってしまう。その状態はかなり底辺のオフだけど、そうなるのは事実だ。

オフにならないように

　そうならないように薬が上手くつながるように飲むのが毎日の課題だ。通所リハビリに行っているが、最初の通所リハビリに落ち着くまで何カ所か見学に行ったし、実際通ってもみた。それぞれに長所、短所がある。　そこは、口腔体操など、口の中のお手入れに力を入れていて内容もなかなか充実していた。私が一番やりたかったのはレッドコードというロープを使ったストレッチだった。そこにはレッドコードもあり、マシンもあり、口腔ケアまでついていたのだからお得だったと思う。もちろん雰囲気やスタッフの対応も重要だ。そこで、立ち上がりの練習をしたことがあった。これを知っていたら、あんなことにはならなかったかもしれないのに、というあるでき事を思い出した。

人の手を借りる 1 ―― 電車で

それは私が1人で出かけた時のこと。電車乗り換えが2回あった。幸い電車は空いていた。1回乗り換えて2つ目の電車だった。家を出てから1時間近く経っていた。席は空いていたので座れたが降りる駅が近づくにつれ、

（立てるかな？）

と思い始めた。

少し早めに立つことにした・・・ん？　案の定立てない、周りの人は私が立てずに困っていることなんて知る由もない。でも、私は困っていた。

もう2、3分で目的の駅についてしまう。焦れば焦るほど立ち上がれない。

（だれか私を引っ張って！）

心の叫びは届かない。目的駅に着いたものの、結局私を乗せたままその駅を後にしてしまった。あ〜あ、またやっちゃった。こんなことは1度や2度ではない。調子がいいときに電車に乗ると、うっかり好きな場所に座ってしまう。昔は端っこの席を好んだけど、最近は真ん中に座るのが好きだ。その時も調子が良かったのでうっかり真ん中に座ってしまった。掴まるところが全くない。降りられなかった駅を後にして次の駅で降りる方法を考えた。

（やっぱり人の手を借りよう。）

そうと決まれば話は早い。隣に座っていたのは大学生かな？友だちと一緒だった。

「あの、申し訳ないけど助けてくれる？」

なんとも図々しい話しかけ方をした。

「はい！　なんでしょう」

「実は私、前の駅で降りたかったんだけど、降りられなかったの」

「え？」

「パーキンソン病って知ってる？」

簡単にかいつまんで病気の説明をした。

　3人は神妙にそして真剣に私の話を聞いてくれた。そうこうするうちに次の駅に着いた。3人はまるで介護人のように手を取り、私を電車の外へ導いてくれた。

「ありがとう、とても助かりました。頑張ってね」

　就活の途中だということを聞いた私は急に時間が心配になり、急ぐように促した。その3人はあっけらかんと「大丈夫ですよ」。そして反対側の電車に私が乗るのを確認して、さらにホームから動き出した電車に手を振って見送ってくれた。さわやかでいい青年たちだった。こういう人材を採用しなかったらそれは会社のほうが悪い。もう会うこともないだろう3人にひそかにエールを送った。

人の手を借りる 2 ─タクシーから降りて

　ある日、1泊旅行から帰ってきた私はタクシーに乗っていたのだが、コンビニに用事を思い出し、家から徒歩2分の所にあるコンビニの前で降りた。そのくらいの距離なら薬が切れかけても何とかなるだろう、と思っていた。この何とかなる、と思うの

が問題なのかもしれないけど、そう思わなかったら何もできない。

　さて、タクシーから降りた私は途端に困ってしまった。この病気は2つのことを同時に行うことが難しくなる。例えば歩きながら財布を出す、とか立ったまま鞄の中を整理するとか。どれが一体2つの事？　と聞きたくなるような内容にもかかわらず、ひどいときはしゃべりながら歩くことすらできなくなる。歩くときは歩くことだけに集中しなければならない。荷物がいつもより重く多いことを忘れていた。タクシーを見送って、荷物を持ったままその場所から足が離れない。荷物を置けば何とか歩けそうだった。でも、道の真ん中に荷物を放り出して帰るわけにはいかない。幸い人通りの少ない住宅地の一角だったので、私の行動を不審に思う人はあまりいなかったと思う。それでも荷物を持っては置き、おいてはまた持つことを繰り返している私に気づけば変に思わないわけがない。10分程たった頃だろうか（多分実際には3、4分）、幼稚園生ぐらいの小さな女の子を連れた若いお母さんが声をかけてくれた。

　「何かお手伝いできますか？」
　「いえ、大丈夫です」
　「この子、小さいけど力持ちなんですよ」
　その女の子は、恥ずかしそうにしながらも真っすぐに私を見ていた。
　「ありがとうございます、でも大丈夫です」
　「そうですか・・・」

そんな言葉を交わし、その親子は私から離れていった。時々残念そうに振り返っていたあの子。あの時の光景を思い出すたびに胸が痛む。まだ病気のことをカミングアウトできていなかった頃のことだ。今思えば私は病気だけでなく、人の思いやりまで拒否していたのだ。特徴的なしぐさや姿勢でそれとなく理解し、声をかけてくれたんだろう。困っている人を助ける、という大事なことを伝えそこなってしまった、という後悔をしたのは、そのことがあってから大分経ってからだった。その時は結局近くの友人に来てもらい、家まで一緒に帰った。あの時のあの子はもう社会人になっているだろうか。あの経験のせいで、困っている人に声をかけられない子になっていないことを願うばかりだ。ごめんね、あの時助けてもらえばよかった、と伝えたい。

人の手を借りる 3 ― 2人同時にオフに

名古屋に同じ病の友人がいる。ちょうど年齢も病歴も同じような、そして症状も似ていた。動けない者同士で一緒にいても大変さが2倍になるだけ、だと思うだろうがそんなことはない。

私たちは何かにつけ一緒に行動することがあった。同じような状態のはずなのに、出かける先々で助け合ってきた。交代で固まり、片や口だけ動かし、1人は2人分の荷物を持ち、重症な時は相手をも抱えて歩く。そんなことを繰り返しては笑っていた。ところがある時笑えない状況になった。2人同時にオフに陥ったのだ。初めてだったので戸惑った。お互いが相手に期待していたが、期待むなしく私たち2人は京都駅構内の雑踏の中

に置き去りになった。

「どうする？」
「どうしよっか？」

　あまりにも情けないその表情に思わず大笑いしてしまった。その時は、心優しい駅員さん2人が総力挙げて、次の電車に間に合わせるべく2台の車椅子を走らせてくれた。

　そう、何でも楽しむことが大事だ。困ったときに困った顔して泣いてしまうのもひとつの手かもしれない。でも、笑顔は周りの人をも楽しませることができる。笑顔の力は偉大だ。
　常々そんなことを言っていた私だったが、笑顔になれないこともある、ことを経験することになった。

DBS

DBS はやりたくなかった

　DBS はやりたくなかった。理由をちゃんと言えるほどの知識もなかったけど、とにかく怖かった。 頭にドリルで穴をあける？やだヤダ冗談じゃない！ とほとんど他人事だった。

　ただ、どうにもならないオンとオフのはざまでどうしようもなく、自分の身体でありながら、コントロールのしようがないことに疲れ果てていたのは事実だ。その言葉は悪魔のささやきのごとく私を誘惑した。疲弊した私の心と身体を見透かしたように甘い言葉を投げかけた。

　「貴女のためにあるような手術だよ」

　半ば自分の身体を諦めかけていた私には魔法の言葉だった。私のためにあるような・・・？

　にっちもさっちもいかなくなっていた私は迷い始めた。 このジスキネジアにはどれだけ泣かせられたことか。 私の日常からジスキネジアがなくなったら今感じている不快な症状の半分はなくなるだろう。不自由な思いはもしかしたらなくなるかもしれないと、そう思えるほどジスキネジアというものは困ったものだ。自

分の意志と関係なく動いてしまう手足。その手足に翻弄されるように身体が捻じれ、首が上下に揺さぶられる。私が一番恐れていたのはジスキネジアによる骨折および怪我だった。思いもかけない力が身体をねじるのだ。骨折しても不思議じゃない、と思えるほど強い力だ。歩くときにも足が自分の思っている所に着地できずに、転んでしまうことがある。入院中、ちょっとトイレに行こうとしたらナースがとんできて、

　「トイレに行くときはナースコールしてくださいね」

　「転ぶと大変だから」

　何回言われただろう。

　「転ぶと大変」、「転ぶと大変」

　呪文のようになってしまった「転ぶと大変」は、私には響いていなかった。安静？　もともとそれができていれば、骨折なんてことにはならないはずだ。安静にしなければならない時にできない。もしできたとしても、パーキンソン病患者に安静は禁物だ。じっとしていればどんどん固まってしまう身体。ただでさえ歩きにくいのに、輪をかけて歩けなくなる。

　ほんとに不便な病気になったものだ。DBS という 3 つのアルファベットを気にしながら、汗をかきかきまた 1 日が始まる。睡眠効果 *1 があったので、朝起きぬけは薬を飲まなくてもジスキネジアもジストニアもなくそれなりに動ける唯一の時間だった。1 時間ぐらいではあるけれど、穏やかな時間だった。そのまま続いてほしかったが、次第に動けなくなりオフに陥るのが常だっ

注　*1　睡眠中に自分の脳内でできるドーパミンによって、起きたときに薬を飲まなくても薬と同じような効果が得られる

た。薬は飲まないわけにはいかない。でも、薬を飲むと途端に
ジスキネジアが始まる。毎日行われる負のスパイラルだ。一体ど
うしたらいいの・・・？ 期待していた iPS 細胞の研究は遅々と
して進まず、このペースでは私には間に合わないだろう。ほかに
も試してみたい方法はあった。でも自由がきかない。私が動くと
きは他にも誰か動かさなければならない。自分 1 人で自由に動
ければほかの方法を選んでいたかもしれない。いくつかある最
終手段の中で一番普及しているのが DBS だった。

DBSを受けた人たちに聞いてみた

　DBS とは日本語で「脳深部刺激療法」という。 脳の一部が
何らかの原因で機能不全を起こしている患者の脳に適切な電
気的刺激を継続的に送り込むことによって、病状の改善を図る
治療法（みたいです）。実際に周りにも何人か経験者がいたの
で聞いてみた。
　「やってよかった？」
　この質問はかなり微妙だったようで、はっきりきっぱりした答
えはなかなか得られなかった。
　A さん「私はよかったけど、勧めることはできない」
　B さん「何とも言えないなぁ」
　C さん「う～ん、どうだろう」
　といった感じ。
　実際、現在 DBS 手術を行なった私も聞かれるとそんな感じの
答えになってしまう。
　なぜ？

DBS手術の後

元気になったように見える？

　はたから見れば明らかに元気になっているように見える。おぼつかなかった足どりがしっかりしている。動けなくなると椅子に座ったまま何時間でも同じ格好をしていたが、今はそんな風に固まってしまうことはない。立ってみて、と言われればいつでも立つことはできるし、歩くこともできる。でも、私が望んでいたのはこういうことだったの？　自問自答する日々が続く。

　手術を受けた私は自分が自分でないような変な感覚にとらわれていた。いつ朝が来ていつ夜になったのか、自分がどこにいてこれからどうすればいいのか、等々

　もっと簡単に言ってしまえば、ずっと夢の中にいるような感じだ。

　自分がその行為をしている気がしない。表現が難しくて、先生にも訪問の看護師さんにも伝えていない（伝えられない）のだけれど・・・。お陰で階段から落ちたこともある。夢の中の階段は往々にして最後の数段が消えている。だからと思っていい加減な降り方をしたら落ちてしまった。2〜3段ではあったけれど、したたかに手足をぶつけ、ああ、現実だったんだと痛い現

実を知ることになる。

DBSを受けて6年経った今の私

それは 6 年経った今も続いている。そして、そんなことが理由になって動作がすこぶる遅くなってしまった。起立性低血圧があり、緑内障もある。立ち上がった時、歩いている時などに目の前が真っ白になってしまうことがある。まるでホワイトアウトだ。

就寝前の薬を服用した後、全く意識がなくなることがある。気がつくと、「あれ？」と思う所で寝ている。何度かその経験をしてから身の危険を感じて布団に入る直前に服用するようになった。意識をなくしたのが危険な場所だったら・・・、もしも寒い場所だったら・・・、と思うと今自分がここにいることに感謝しなければならないし、伝えるべきことは早く伝えなければ、という思いで焦っている。

歌いたい・・・

私は昔、音楽関係の仕事をしていた。パーキンソン病になってからはしばらく何もできない時間が流れていたが、カミングアウトし、リハビリにとまた歌い始めた。その流れで「リハビリコンサート」と称する会を東京や静岡でやった（2005 年〜）。声を出すことで、腹式呼吸をしていたことや口を大きく動かすこと、などを自然にやっていたことがリハビリになっていた。

それでも進行性の病気には逆らえず、次第に声は出しにくく

なってきた。声は私にとっては「いのち」に等しい。

　DBSの副作用として声に影響を及ぼすことがある、という話は聞いていた。実際手術をした患者さんと話をすると、聞き取りにくい人が多い。

　（私もこうなる？）

　手術を決めたもののまだ迷うことは沢山あった。

　でも、手術をしなかったら・・・。どっちにしても歌えないことに変わりはないのか。

　手術前には、

　（声が出しにくい）

　と言いながらも、カラオケにはしばしば足を運んでいた。ただ行っても1曲も歌わずに店を後にすることもたびたびあった。そんな時は、

　（来るんじゃなかった）

　と後悔した。こんな声にすでになっているのだから、今更手術で多少の後遺症が出てもたいして変わらないんじゃないか。そう考えることで手術に踏み切ろうとしていたのかもしれない。でも、そんな簡単なことじゃない、ということを後々知ることになる。

退院3日目の骨折

　病院でのリハビリも終わり、退院することになった。私は口腔内の痛みを抱えたまま荷物をまとめていたが、それ以外は元気だった。

　退院して3日目に通所リハビリに行った。家に着き車から降

りて郵便受けを覗いてくるっと1回転（じゃない、半回転）して家に入るつもりだった。ところが身体は宙に舞い上がったように感じたが、実際は地面に崩れ落ちた。

「ぐしゃ」と嫌な音がして、私は立ち上がれなくなった。

「転ぶと大変」

呪文を唱えておけばよかった。が、時すでに遅し。私は乗ってきた車に再び乗せられて、近くの救急病院へ。そこからつい3日前まで入院していた病院へ転送され、再び入院生活を始めることになった。

「大腿骨頸部骨折」という紛れもない骨折によって、人工関節を入れる羽目になった。「転ぶと大変」は、正しかった。

ジスキネジアは消えたけど

DBSをしてから、私は常に口腔内の舌の痛み、こわばり、口の中の灼熱感・・・等々の症状ばかりが気になり、診察に行けば主にそれらのことを訴えていた。その訴えが聞こえないかのごとく、医師は私にパーキンソン病の運動症状を確認するきらきら星やグーパー等をやるように要求する。DBSをやる前からひと通りのことはクリアしていた。後ろから引っ張られても、前に押されても耐えられた。滑車運動もカクカクならなかった。

有難いことに、ジスキネジアは消えた。そのことに関してはただひたすら感謝しなくては・・・、と思っていたが、残念なことに3年目に戻ってきた。以前とは違う形で出現している。以前は右側から出ていたが、今は左足の親趾がほぼ一日を通じて動

いている。

　見た目には分かりにくいが、その不愉快さに変わりはない。

私の口の中で何が起こっているのか

　私の口の中は、何が起きているのかと思うような騒ぎだ。痛い、といえばいいのか捻られているような感じ、といえば分かってもらえるのか適切な表現が思いつかない。胃から突き上げてくるような圧迫感。その圧迫で口を閉じているのはかなりきつい。コロナ禍でマスクをしていたから目立たなかったようなものの、マスクを取ったら恥ずかしくて外へ出られない。涎は多いし、口を閉じるという動作の難しさもまた知ることになった。自分の語彙の少なさをつくづく実感するが、そうはいってもなお何て表現すればいいのか・・・。せめて訴えを聞いてほしいのに、

　「そのことはこのくらいにして、はい、立って歩いてみて」

　これじゃ、病院に期待できないってことなのかと思ってしまう。

医師に伝わらない

　確かに結果の出にくい症状であることは承知だ。舌痛症とかバーニングマウスだけでは収まらない症状がある。舌の痛み、痺れ、圧迫感、等に加え唾液の多さ、痰の絡み、後鼻漏、と様々な症状が起こっていた。そのことによって、しゃべりにくいし食べにくい。当たり前だと思っていた。それらのことは全部先生は分かっているものと思っていたが、実際にはほぼ伝わっていなかった。

　ある診察日に「他に何かありますか？」と聞かれた私は「口の

中のことが一番気になってます」それに対する先生の反応は

「どうしましたか？　またですか？」

「ずっとなんですけど」

「一日中ですか？」

　見た目には何ら伝わるものはない。だからこそしゃべりにくさに耐えながら何とか伝えていたつもりだった。でも、実際には何も伝わっていなかった。同じように周囲の人々にも伝わってはいない。見た目で目立つことではないから、外見では判断できないことに関しては伝わらないことが多い。電車のシルバーシートと同じだ。明らかに怪我をしている人、高齢者、妊婦、等外見上確かにそれと分かる人なら席も譲りやすい。が、一見普通に見える人には声はかけないことがほとんどだ。本当は黙って立っている人の中にこそ苦しんでいる人がいるかもしれないのに・・・。

好きだった手紙を書くことができなくなった

　伝える手段がないというのは本当に困ってしまう。パーキンソン病と診断されて間もなく、字の書きにくさを感じ、それは小字症に発展することを知った。書く字が次第に小さくなってしまう。しかもスピードだけはあるので（多分、文字の突進だと思う）書き始めたら一文書いてしまうというたちの悪さだ。自分でさえ読めないのだから他人が読めるはずもなく、真面目に手紙を出しても意味がないという結論になり、手紙を書くのが好きだった私はめっきり手紙を書かなくなった。伝える手段がひとつ減った。

言葉でも伝えられない

　今はといえば、口の痛みがなかったとしても、出せない声は言

葉にならない。原因はいくつかある。口の中いっぱいになってしまう唾、動かしにくい舌、出していない声は出し方を忘れかけていた。タクシーに乗るときには予め行先をメモしておいて、見てもらう。発する言葉は「うん」とか「ん」とか「ああ」とか、とにかくしゃべり始めた子どもと同じだ。説明はできないし、自分の症状だって伝えられない、リハビリはしてるつもりなのに、一向に改善されず、だ。多分、ポイントがずれているんだと思う。

　という理由で、電話もできず、コミュニケーションの場にも行きづらい。それでも誰かに会いたい、仲間の顔を見たい、と思うとじっとしていられない。伝えることは難しい。でも、大事なことだ。使えるものは何でも使ってその手段を考えよう。今思っていることを伝えていかなくては自分の気持ちが伝わることはない、と思うから・・・。

まただ・・・

　私はリラの会を立ち上げた当初からみんなには声を大にして言っていたことがある。

　「リハビリ」の重要性だ。とにかくどんな小さなことでもリハビリとむすびつけて考えていた。だから、定例会にも様々なことを持ち込んだ。まず、腹式呼吸の良さを確信してからは、呼吸ありき、だった。人間生きるためには呼吸するのは当たり前だ。でも、呼吸にもいい呼吸と悪い呼吸がある。悪い呼吸を続けていると苦しくなる。いい呼吸は回数を重ねるごとに肺が広がる気がする。横隔膜が広がり、身体中に酸素がいきわたる。そう思ってから、太極拳、吹き矢、にのめりこみ、簡単なところでは風船ふくらまし、も相当いいと思って常にゴム風船を持ち歩いていた。でも、私の悪いところはそのあとだ。会う人ごとにその良さを語り、風船を配る。それはいい。でもそのあと残った風船はどうしたでしょうか？

　自分で使う、という当たり前のことを私はしてこなかった。リハビリの重要性を説きながら、自分のリハビリはおざなりになっていたのだ。

　風船に限っていえば、たまに膨らましてみて、「よしよし」とほくそ笑み、また手提げに入れてしまう。リハビリってそんなもの

ではありません。

　同じことを地味に繰り返し、弱いところを強くしていくのが真のリハビリじゃないだろうか。そんな基本的なことにようやく気がついた。そして、やっと実行し始めた。

　定例会でもやり、会報にもよく載せた「早口言葉」。早くいえればいいってもんじゃない。肝心なのは繰り返しだ。首のつくところは温めなくちゃいけない、と手首足首、そして本物の首にそれぞれつけるものを紹介した。よくリハビリの筆頭にカラオケがあげられる。でも、あれって本当でしょうか？　カラオケに行って、小さな声でマイク使って歌ってリハビリになる？　腹式呼吸でしっかり歌って初めてリハビリといえるのでは？　私は6年前にDBSをした。評判通り、確かに身体は楽になった。でも、気持ち的には？　かなり辛い。その辛さをドクターが隠してはいけないと思う。卓球もしかり。ただ漫然と球を打ち合うだけでパーキンソン病に特化しているスポーツだと言い切っていいのでしょうか。やっぱり何でも本気でやらないとね。

　地道にコツコツと続けたときに初めてその効果が表れるのだと思うから。

嚥下障害

食べること、飲むことができなくなった

　1年ぐらい前（2022年1月頃）から飲み込むことに違和感を覚え始めた。そして最近（2023年6月頃）は、朝食は普通に食べられたが、早めの昼食は半分ぐらい。夕方以降は飲み物も喉を通らない、という事態に陥っていた。

　暑い日が続き、熱中症警報などが日常的に出始めた頃だった。6月中旬にしては暑く、水分が足りていない、と思っていた私は近くのクリニックで点滴をしてもらうことにした。幸い出勤前の娘がいたので、ついてきてもらった。自分の口から多量の水分を取ることはできなかった。

　毎日会っている人はわずかな変化には気がつかない。夕飯が食べられない、薬が飲めない、という非常事態が続いていることを知っているのは、自分だけだった。そのことは誰が悪いわけでもない、全部自分自身の不注意だ。

　点滴中に眠りに落ちてしまった私が目覚めたとき、隣室から先生の声が聞こえてきた。

　「このままの状態が続いたら、余命2週間ですよ」

　『よめい？　よめいって何だ？』

　少し（かなり？）ぼーっとした頭で考える。

だんだん意識がはっきりしてきて、ことの重大さを理解し始めた。

　でも、半分冗談だろうと高をくくっていた（懲りない私）。

　家に帰っても何もする気が起きず、ただソファでゴロゴロしているだけだった。夕方来た言語聴覚士の先生がケアマネに伝えたのだろう。慌てた様子でケアマネが訪ねてきた。

　何人かの人に囲まれるはめになり、そのうち何故か息子が突然現れた。

　（？）

　一体何事？　息子が来たのは本当に偶然だったが（虫の知らせ？）、私の身体は悲鳴を上げ始めていた。とにかく何とかしてほしかった。ケアマネさんの根気の良さが功を奏し、私はその日のうちにS病院に緊急入院することができた。

　『何であんなに一生懸命電話してくれたんだろう』

　自分の状態がよく分かっていない私はそんなことを考えていた。

　救急外来で診察を受け、そのままストレッチャーで病棟へ。鼻管をつけられて、栄養の注入が始まった。だいぶ栄養状態が悪かったらしい。もちろん、そのことに関しては反論の余地はないけれど。入院してただひたすら経管栄養をする、この繰り返しだった。でも、私は疲れていたのか、ただただ目をつぶって寝ていた。トイレに行くのも車椅子に乗せてもらったが、それさえも疲れた。目をあけるのも筋肉使うんだなぁ、と漠然と思った。笑うことも容易ではない。というより、笑う気力が全くなかった。

　身体が弱り切っているのを感じた。

ひと月ほど経って、ようやく私は自分の状態が分かってきた。というより、やっと少し考えられるようになってきた。

胃ろうの選択を迫られる

　先生から「胃ろう」の話がでた。鼻管をやっている人は当然のことなのかもしれない。鼻管の次は胃管、というのは当たり前に違いない。

　鼻管にあまり抵抗を感じなかったのに、「胃ろう」にはいたく反応してしまった。

　「嫌です」

　何も根拠のない空虚な結論だった。ところが、今後のことを考え始めた途端、その考えは一変した。いつまで入院してるつもり？　と自問自答した。(もう退院したい、ルルに会いたい)　俄かに我が家の飼い猫のことを思い出した(それには胃ろうを作って栄養をもっと取りやすくしないと)。

　そう思った途端、「胃ろう、お願いします」と言っていた。

　栄養状態も体重もある程度落ち着いて、胃ろうの手術のめどがついた。

　局所麻酔で行うその手術は最後の一撃がいやに痛かった。

症状に
慣れちゃったんだよね

「！」

正にその通りだと思った。

あんなにつらいと思っていた症状も経験を繰り返すうちに先が見えてくる。あと 30 分我慢すれば・・・多少クスリが効いてくる。そしてその通りに事は進む。自分の中では痛みは続いているし痛みが続いてる間は何もしたくない、というか何もできないというほうが正確だ。舌の痛みは少しずつ強力になり、げんこつひとつ入れられたような圧迫感に見舞われ、さらにそれが首を通って頭に痛みを伝達する。吐きそうになるくらい痛い。でも、出来ることはせいぜい口を押えることぐらい、口の中はどうやって対処すればいいのか全く分からない。ただ、何か食べるとき痛みはかなり沈静化する。

それなのに、その食べることさえ出来なくなってしまった。そんな私の様子を、傍から見ている人は私の痛みはなくなりつつある、もしくはなくなったと思うらしい。

そりゃそうだ、あんなに痛がっていたのだから、訴えなければ痛みはなくなったと思うだろう。事情を知らない人にとっては感じ悪い人だろう。挨拶もできないのか？　と思うだろう。でも痛みをもつ者としては、あんまり何回も同じ痛みに関しての話を

したくないし、きっと聞くほうもいい気分ではないだろうと思うのだ。ただ、私の場合は口の中の痛みなので、しゃべることに難しさを感じ、黙ってしまう。

　無言になった私はどれだけ嫌な印象を与えているのだろう・・・と思うものの、一度黙ったら次に声を出すのはよほどの非常事態じゃない限り出しづらい。声をかけても相手に通じないことを経験上知っているから、余計に話しかけにくい。自分にとっては慣れた行動、他人からすればいや〜な人物、ということになるのかな、悲しいことに・・・。

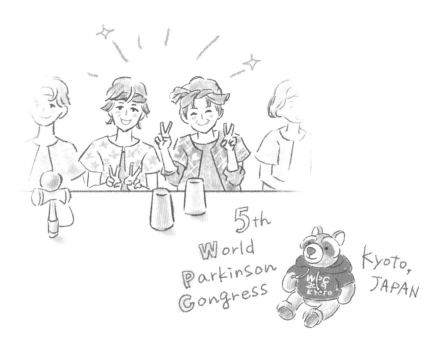

5th
World
Parkinson
Congress

Kyoto,
JAPAN

入院時の持ち物

　これは病院から配布されるパンフレットにも書いてある。今は何も持たずに行っても困ることなく入院できる。はじめて薬の調整のために入院した時に何も考えずに行って、すごく反省したことがあった。その時の経験をいかして自分なりの入院セットを考えた。

巾着袋にいれて持っていく
その中身は・・・？

あやとり

けん玉

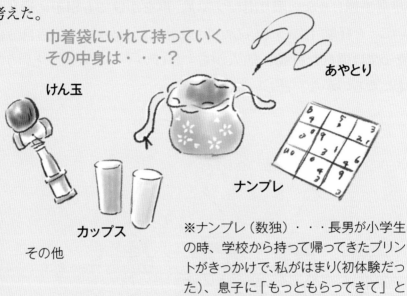

ナンプレ

カップス

その他

※ナンプレ（数独）・・・長男が小学生の時、学校から持って帰ってきたプリントがきっかけで、私がはまり（初体験だった）、息子に「もっともらってきて」と頼んだ記憶がよみがえる・・・（笑）

　初めの頃はけん玉だけだったが、次第に中身が増えてきた。でも、一番場所を取るのがけん玉だから大したことはない。
　他のものは忘れても売店で買えるが、これらは買えないし、充分暇つぶしになる

リハビリ効果

けん玉: 膝を使うので結構いいリハビリになる
　　　　→スクワットに匹敵する効果
あやとり: 指と頭のリハビリ　　**お手玉:** 手首と目のリハビリにいい
カップス: リズム感と握力　　**ナンプレ:** 脳トレ

大切な出会い

～岡田芳子さんの場合～

　新宿で若年性パーキンソン病[*1]の集まりがあった。知り合いに誘われるまま何も考えずに参加した。同じような年代の同じような動きをする人たちが集まっていて何となく親近感を覚えた。どんな内容だったかその日の話題については全く覚えていない。なにしろ20年ぐらい前のことだ。2～3年前でも危ういのに・・・(笑)。ただくっきりと覚えていることもある。会が終わってエレベーターで下へ降りていき、建物から出たところに岡田芳子さんが立っていた。その頃は名前も知らず、「初めまして」の状態だった。とにかく私は病気のことを隠していた頃なので、それに関する人も病院も知ろうとしていなかった。後々、芳子さんを知れば知るほどその凄さを知ることになったが、その芳子さんに聞かれた。「真美さん、薬は何を飲んでるの？」

　いきなり薬のことを聞かれ、認識不足の私は戸惑いましたが、そんな出会いでした。

　何故か相性の良さを感じ、それからというもの何かあれば誘い、誘われて講演会だなんだと一緒に出掛けると、講演会のほうがついでのような(芳子さん、違ってたらごめんなさい！)勢

 *1　40歳前に発症するパーキンソン病

いでご飯を食べて、そのままカラオケに直行。2人で2時間は普通のこと、時間があればボウリングをやり、ついでにダーツもやった。ただ、地方に行ったりしたときは、カラオケ店に入るときにはすでに21時頃になっていることがあり、私たちにとってはタイムオーバーとなってしまうことが多かった。フラフラになりながらもなお体調ぎりぎりのところまで遊んで、ホテルに急ぎ、途中でコンビニがあれば甘いものを仕入れて、部屋に入ってホッと一息。

　私はもう限界、と思っているのに、芳子さんはそれから次の日の準備をする。その間に寝てしまう私がふと目を覚ますと、寝てる。

　朝、私が目を覚ますと、隣のベッドで何やらやっている
　「何してるの？」
　「今日の予習」
　「・・・」

　決して俗にいうがり勉タイプではない。何しろ付き合いがいい。私に付き合ってくれる人は（最後まで）そんなにいないけど、ちゃんと付き合ってくれる。遊ぶことならいい味出してる。そして、寝るときの素早さったら、まるで漫画だ。

　「じゃ、私もう寝るわ」言ったと思ったら10秒後には眠っている。ふざけているのかと思い、その後も話しかけてみたが反応はなかった。こういう場面って漫画の中だけかと思っていた私は、部屋の片づけをして（といっても私のものばかり）、黙って消灯する。

　同じ病気でこんなに打ち解けられる人に出会えるとは思って

いなかったから嬉しかった。彼女の家に何回泊めてもらったことか。観光もしないで、東京から金沢まで家の往復。でも十分楽しかった。とにかく現役の医者でありパーキンソン病の患者でもある芳子さんとの出会いは私にとって大きなでき事だった。

　まず薬に対する考え方が変わった。それまで自分の都合で飲んでいた薬だったが、薬の効き目のスピードがある、ということを知り、薬によってまた人によって、違った効力を発する、ということも知った。リラの会でも発言力は大きく、芳子さんの意見にはみんな耳を傾ける様子がよく分かる。実際、現役のドクターと話をする機会は自分の診察の時以外にはそんなにはないだろう。だからいいチャンスだったのかもしれない。私はそのチャンスをもっと生かすべきだったのかもしれない、遊んでばかりいないで・・・。

　なにはともあれ、芳子さんのおかげで楽しく安心な患者生活になったことは間違いない。

　岐阜の患者さんのYちゃんがリモートで集まることを提案してくれた。コロナ禍で、家にいる時間を持て余し気味になっていた頃だったので、すぐに飛びついた。初めは音楽を中心にやるつもりでいた。曲を決めて伴奏動画を作ってもらい、それを基にして歌ってもよし、楽器を使ってもよし、というゆる～い規則のもとで、それぞれが自分の演奏している様子を自撮りして、それYちゃんに送って編集してもらう、という予定だったが、私には何のことだかさっぱりわからなかった。言い方を変えると、その過程も結果も想像できなかったのだ。どんな風になるんだろう？

思う間もなく、Ｙちゃんから「出来たから見てみて」と連絡がきた。

　その編集された動画を見た私はＹちゃんに対して突然尊敬の念が湧いてきた。

　（すごい！　あんな田舎にいるのに・・・）と昭和世代の私は思ってしまう。私は自慢じゃないけど、電気系統および機械系統にはからきし弱い。多分、パソコンを普通に扱える人からすると「バカなんじゃない？」と思うぐらいの弱さだ。それなのに、同じ人種だと思っていたＹちゃん、しかも山奥にすんでいる（これって偏見？）Ｙちゃんがいつのまにこんな技術を身に着けたの？　と、何度も何度も見直してしまうような出来上がりだった。

　「面白〜い！」

　出来上がり動画に感動した私はその後も続けることに賛成し、それを機に10曲ぐらいの動画を作成し（Ｙちゃんが）、YouTubeに上げたりして、だいぶ楽しんだ。

　その後はいったん休止して、リモート会議を楽しんでいる。毎週土曜日に当番を決めて、当番の指示のもとクイズをしたり、体操をしたり、かと思えばお料理教室になったり、と思いつくことを思いつきでやっている。私は入退院が多く、その時間に会議に入れないこともあるけど、気持ちだけはいつも入ってるつもりだ。Ｙちゃんとは「リラの会」でつながった。会で熱海旅行を計画した時に妹さんと一緒に参加してくれた。毎年「今年は（岐阜に）行くからね」と言いながら行きそびれている。今年こそ行くぞ〜！！

卓球と出会う

　2007年10月18日、リラの会「初例会」。練馬区民交流センターの小さな会議室で18名の出席者だったが、遠くは九州から来てくれた。とにかく他の患者さんと話してみたかった、患者同士遠慮なく話ができる場所を作りたかった。そして、楽しみながらできるリハビリを考えたかった。それは本当に楽しく有意義な時間となった。定例会のたびに歌を歌った。それ以降、2カ月に1度、定例会を開き、他の月はイベント月として、お花見をしたり、吹き矢に挑戦したり、トランポリンをしてみたり、ボウリング大会をしてみたり、色々なことをやってみたものの、常時、定期的に行うリハビリとしてはしっくりこなかった。

　手軽にできて、何人でもよくて、パーキンソン病患者でも気軽にできる運動って何だろう・・・？　ソフトボールに始まって、ハンドボール、テニス、スキーと、スポーツは一生懸命やってきた。

　音大じゃなくて、体育大に行ったほうがよかったんじゃないかと思ったりもした。

　（卓球はどうだろう？）

　思い立ったらすぐやってみたくなった。中学時代の友人を誘ってボウリングのついでに卓球場に寄ってみた。「・・・」。二人

とも初心者で、ラリーにもならない卓球だったにもかかわらず、私はまたやりたくなっていた。

大阪の患者さんに会いたくて、何人かで大阪に遊びがてら行ってみた。

大歓迎をしてくれた。7、8人ぐらいの患者さんたちに私たちが加わり12、3人ぐらいが集まりにぎやかな夕飯時を過ごした。その後、用意してくれていたのが卓球だった。

大阪では以前から卓球をやっていたらしく、いくつかのチームがあることを知った。だからなのか、みんな均等に上手くて、初心者ばかりの東京組は教えてもらうことばかりだった。

でも、その夜の卓球が楽しくて楽しくて忘れられなかった。

というわけで、それ以来、卓球にはまってしまった私は、相手と場所を求めて奔走した。何とかしたかった。定期的にできるようにしたかった。その頃、卓球は今ほどメジャーなスポーツではなかった。みう、みま[1]が幼稚園生の頃だったと思う。場所を探すのも、相手を探すのも大変だった。

「近くに卓球場見つけたよ」

友人から電話をもらってすぐに足を運んだ私はその風景を見て、ここでやりたい！　と思った。

2台の卓球台と穏やかそうな夫婦がやっていたこじんまりとした卓球場だった（後で知ったことだが、オーナーはかなり腕の立つ指導者だった。・・・ホント、あとで知ることが多い私）。

でもその広さで十分だった。とりあえずすぐやりそうな人は4〜5人しかいなかったのだから。その数年後、卓球場は建て替

注　＊1　今や日本の女子卓球界を牽引する23歳の同学年コンビ。幼児期から卓球の英才教育を受けていた

えられて、足で壁に穴をあける、というハプニングも起きなくなった (笑)。ちょっと体格のよいパーキンソン病患者ではないおばさんと行ったとき、やってしまった・・・。

オーナーの配慮で貸し切りの時間を設けてくれることになった (安全第一に考えてくれた)。

それ以来今に至るまで毎回必ず椅子を用意してくれている。普通卓球場には椅子は置いてない。私たちの身体を気遣っての優しさだった。頭が下がります。

そうこうしているうちに、PDの中では大きな大会の共催を頼まれた。訳も分からず、でも卓球できるんだ、という気持ちだけで手伝った、というよりほとんど主宰だった (笑)。

そして、その大会で出会ったのが今のコーチ。

Sさんは審判として呼ばれていた(副審判長だった)。試合後、帰り際のSさんを呼び止めて事情を話してお願いした。「卓球教えてください」。突然の申し出に驚いた様子のSさんだった。断られてもともとだし即答は無理、と思っていたが、予想を反してその場で快く引き受けてくれた。

コーチのいなかった2年間はかつてやっていたというおばあちゃんコーチ (患者さん) に教えてもらったりしていた。でも、所詮初心者が同じ程度のレベルの人間とただ打っていても上手くなりません。そこにコーチが加わったことで活気が出てきました。ただ楽しくできればいいと思っていた私たちの気持ちが伝わったかのように、楽しい卓球が始まった。

そんなある日、コーチが連れてきたのは車いすに乗った男の

患者さんだった。

「一緒にやりましょう」

（え〜！　普通にもできないのに、車椅子の人とどうすれば・・・）

心配には及ばなかった。その人は車いすから立ち上がり、私たちを大いに驚かしてくれた。そのラケットからは、見たこともないサーブ、スマッシュ、力強いラリー、等々が飛び出してきた。それがＳさんとの出会いでした。

それからは１回でもいいからあの球を返してみたい、と思うようになり、少し向上心も出て来たような、来ないような・・・。

とにかく、うまい下手は別にして、球を打ち合うことが楽しい、それでよかった。身体がうずくほど「やりたい！」と思えること、それが大事なんだと思った。

元気そうに見えても病人の集団です。しかも難病。訳も分からない痛みや痺れと闘っている。人知れず泣いているときもあると思う。

「卓球やってる」というと大抵「元気なんだね」とか「卓球できるぐらいなら心配ないね」とか言われる。そうだね、逆の立場なら私もきっとそう思うだろう。オフになってもすくみが酷くても、台の前に立ち続けた。そうしているうちに、オフの状態でも卓球ならできる、という公式ができ上がった。だから、いつでも卓球場にさえ行ければできるようになった。そう、きっとそうだ。思い込みは必要だ。時にマイナスになることもあるけど、プラス思考で思い込むことは大事なことかもしれない。

エピローグ

　介護認定を受けるとそれぞれの認定に応じてサービスを受けられるようになる。介護用のベッドを借りたり、手すりを付ける補助金を出してもらったり、訪問サービスを受けたり、と様々。中でも運動不足解消のため、および老化防止のためにリハビリのサービスを求める人が多い。通所リハビリには半日型と一日型があって自分の症状に合わせて選ぶことができる。私は最初のうちは半日型のタイプで、口腔ケアに力を入れている所に通っていた。なかなか内容も充実していて気に入っていたが、痛い箇所が増えるにつれできないことが多くなってきた。中でも一番のお気に入りだったレッドコード *¹ を安心してできなくなったのが大きかった。骨折後のリハビリが間違っていたせいかどうかは今となっては分からないけど、今では激痛が走り困っている。手術した整形外科が手術方法をリハビリ科に伝えていなかったため曲げ方が逆になっていた、といういわくつきの脚です。

　「無理しなくていいですよ〜」

　そういわれても、遊びで通っているわけじゃない。

　嚥下障害が始まっていた私は食事の出る一日型のデイサービスを探し始めた。何カ所か行ってみて決めたのが、現在通っている「さくら」だ。

　ここに決めた理由はいくつかあるが、決定的だったのはスタッフの動きの良さ。とにかくじっとしていることがない。止まっているときは喋っているとき。そして、そのしゃべる内容が面白い。

注　*1　天井からつるした赤いロープを使ってストレッチをしたり、リハビリ効果を高めたりできる

ずっとしゃべっていたくなる。ところが、意に反して私の声はだんだん出なくなる。最近めっきり言葉を発しなくなった私を気遣ってか、話しかけないほうが私のため、と思っているのか、気を使わせてしまっていることは確かだ。元来、「つっこみ」型人間の私は、突っ込みたい箇所があるたびに、ちょっと残念な思いをする。

　テンポよく話し出せず、もたもたしてるうちに話は変わっている。入った当初は「お笑い劇団」くずれのデイサービスかと思ったぐらいだ。やることが多いから、飽きることがない。よくこんな人材を集めたもんだ、と感心するが、奥さん（社長の）と話して納得した、実権（発言権？）をもっているのはこの人に違いない。一見控えめに見えるが、どうしてどうして・・・（笑）。これ以上書いたら、首になりそうだからやめとこ。それでも、集まっている人たちを見ればほとんどが 80 歳前後なのだから、ピッチは速くない。歩くのもゆっくりだし、トイレも一人で行けない人も何人かいる。そんな人たちを甲斐甲斐しく介助するスタッフの姿には感動すら覚える。忙しい合間を縫って、利用者を散歩に連れ出したり、忘年会だの運動会だの、という行事も忘れない。

　私はパーキンソン病患者専用のホームを作りたかった。場所も設計も考えた。でも、言うは易しでやり難し。

　「さくら」の職員がいっそのこと作ってくれればいいのに、と思ったりするこの頃だ。

　この病気は本当に分かりにくい。今どういう状態なのか、刻々と変わる症状に振り回される。できるはずだったことがだんだん減っていく。それでも、できることを見つけて何とかやってきた。

昨年、初めて「終活」を考えた。遅いくらいだ、と思った。い
や、遅すぎる！

　自分でできなくなってからの終活は、他人の手を借りなけれ
ばならない。それならいっそのこと何もしないほうがいい。でも、
このままでいいの？

　やらなければならないことはたくさんある。やりたいこともそ
れ以上にある。

　ただ、自分だけでやれることは少ない。もう少し前に考えるべ
きだった。まだ時間はある、多分。できるだけのことを考えて
実行できればいいかな、と思う。

“神様はその人が背負えると思う荷物しか与えない”

　と慰めとも何ともいえないことをよく聞く。それはやっぱり年齢
制限が必要だと思う。だんだん軽くしていかないと、たとえ鉄人
でも、参ってしまう。

　先日、退院祝いにと、子どもたちが旅行に連れて行ってくれ
た。すごく久しぶりの旅行で、大好きな富士山が素晴らしくきれ
いに見えるホテルに２泊した。

　４人で旅行することなんて、初めてかもしれない。私はまだ胃
ろうの状態で、食べることはできない。痰が溜まるので吸引機
も持参だ。それでも行こう、という３人に任せることにした。当
日までドキドキしていたけど、出発して間もなく、何を心配してい
たのかと思い始めた。「大きくなったね」と思わず言いたくなっ

た。それは思いがけずとても楽しい旅になった。みんな童心に
戻って、動物園に行って虎やライオンに大騒ぎしたり、卓球で
勝負してみたり、夜はトランプで『ドボン』に興じた。

　（早いなあ・・・）ついこの前生まれたばかりなのに・・・。
子育てを楽しむはずだったのに・・・。我慢ばかりさせてしまっ
た、でも入院中は３人ともそれぞれの優しさでそれぞれの時間
に何度も顔を見せてくれた。家に帰ってから手伝うことになるで
あろう経管注入や吸引のレクチャーを神妙に聞き、覚えて、率
先してやってくれた。あんなにとんがっていた長男が頼りになる
優しい男子になり、優しかった次男はますます優しさに磨きをか
け、長女は、仕事ができて料理も上手いスーパーウーマンになっ
た（親ばか）。

　私の子育ては病気ととも（友＆共）だった。

　子育てに終わりはない、子育て＝自分育てだとしたら、まだ
まだ続く。たとえ終わりがあったとしても子どもとの縁はきれな
い・・・。病気がたとえ治ってもその間に培ってきた経験はな
くならない。いろいろな経験をさせてくれた、そして多くの人に
会わせてくれたこの病気に感謝しようとは思わないけど、やっぱ
り縁は切れないと思う。そして病気が縁で出会った多くの人たち
には感謝の気持ちでいっぱいだ。

　「ありがとう！」

　と、大きな声で言いたい。

最近、バードウォッチング（ヒアリング？）に興味を持ち始めた私は、石神井公園に行くのが楽しみだ。つい先日、庭に百舌鳥が来た。「ツーッピ」と鳴きながら。あんなに小さい身体なのにいい声が出るね、一体どんな声帯してるんだろう・・・？　早朝からうちの近くで「ば〜か〜」と言いながら（啼きながら？）飛んでいるカラスのカーちゃん、最近「マ〜マ〜」を覚えたらしく、しきりに「マ〜マ〜」をくり返している。カラスの世界も色々あるんだろうな〜・・・。

　「ケキョ」しか言えない半人前のウグイス、メジロやセキレイもよくみかける。つぐみやスズメは珍しくないが、昔に比べてめっきり数が減った。

　冬の夕暮れの美しい街並みのシルエットを見ながら、そんなことを思う。

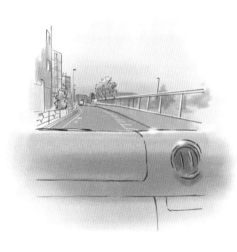

あとがき

　硬い文章しか書けない（書かない？）私、そこに何ともソフトに病気のことを書く真美さんの文章が加わって剛柔の二面を備えた本ができあがりました。

　個性的な2人の文章を1冊にまとめてくださったアルタ出版の高原さん、ずいぶん無茶な要望にも応えていただきありがとうございました。

　自分の力で何とかしようと頑張ってきましたが、ほかの人の助けを借りることが多くなってきました。上手に助けを頼めるようになりたいと思っています。

　これからもよろしくお願いいたします。

岡田芳子

　ホントに仕事の早い芳子さん。遅れて発車した私はついていくのがやっとでした。

　途中で投げ出しそうになる私を投げ出さないでくれてありがとう。

　ほんとに同じ場面がいくつかあって、笑ってしまいました。

　これからもよろしくお願いします、芳子さん、みなさま。

舟波真美

2024 年　桜の開花の日に

雨のち富士山

ふたりの雨女がいました

出かけるときはいつも雨

台風と合流して、台風を連れて来たこともあったっけ

５０年と３０年

病気を背負って、あちこち出かけました

廻り道もしたけれど、その廻り道が楽しかった

そろそろ雲の切れ間が見えてくる

新幹線の中から望めなかった富士山に

もう一度会いたいなぁ

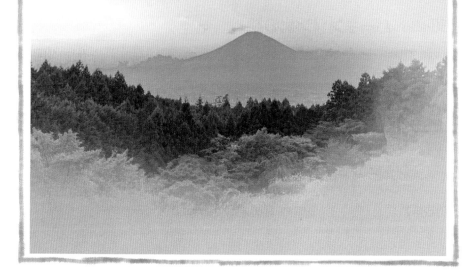

岡田芳子

1950年生まれ、石川県白山市（旧：松任市）出身

金沢大学医学部卒業、皮膚科医

卒業とほぼ同時にパーキンソン症状に気づく。病気とともに生きた５０年と、晩期パーキンソン病の実態を知ってもらいたい。

趣味は料理、ケーキ作り、旅行、ショッピング、カラオケ（下手の横好き）、韓国時代劇鑑賞、ナンプレ・ナンクロ、など

舟波真美（秋吉真実）

1957年生まれ、東京都練馬区出身

武蔵野音楽大学卒業

趣味は数年前まではドライブが筆頭だったが、ウェアリングオフの出現、また突発性睡眠を運転中に経験し車の運転を断念。卓球、スポーツ観戦（特にバレーボール）、猫と遊ぶ、メダカ、麻雀、トランプ、バードウォッチング、ピアノ、など

50+30　パーキンソン病の謎

2024年 4月20日　第1版　第1刷 　　　5月20日　第2版　第1刷	著　者　岡田芳子／舟波真美（秋吉真実） 発行者　高原まゆみ 発行所　アルタ出版株式会社 　　　　http://www.ar-pb.com 〒166-0016　東京都杉並区成田西 3-7-12 TEL 03-5790-8600　FAX 03-5790-8606

デザイン・イラスト　藤田葉子